岭南药膳与体质养生

徐文华◎编著

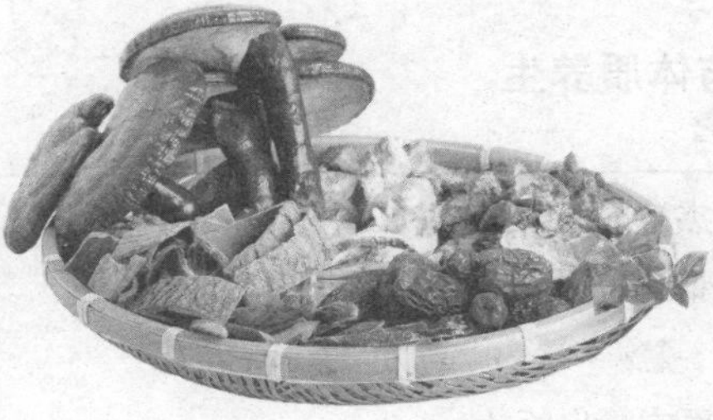

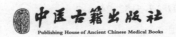

中医古籍出版社
Publishing House of Ancient Chinese Medical Books

图书在版编目（CIP）数据

岭南药膳与体质养生 / 徐文华编著. —北京：中医古籍出版社，2023.7

ISBN 978-7-5152-2444-2

Ⅰ. ①岭… Ⅱ. ①徐… Ⅲ. ①食物养生 Ⅳ. ①R247.1

中国国家版本馆CIP数据核字（2023）第126883号

岭南药膳与体质养生

徐文华　编著

策划编辑　杜杰慧

责任编辑　张雅娣　陈　娟

封面设计　蔡　慧

出版发行　中医古籍出版社

地　　址　北京市东城区东直门内南小街16号（100700）

电　　话　010-64089446（总编室）　010-64002949（发行部）

网　　址　www.zhongyiguji.com.cn

印　　刷　廊坊市佳艺印务有限公司

开　　本　880毫米×1230毫米　1/32

印　　张　5

字　　数　83千字

版　　次　2023年7月第1版　2023年7月第1次印刷

书　　号　ISBN 978-7-5152-2444-2

定　　价　38.00元

序言

《黄帝内经·素问·四气调神大论》中说："是故圣人不治已病治未病，不治已乱治未乱，此之谓也。夫病已成而后药之，乱已成而后治之，譬犹渴而穿井，斗而铸锥，不亦晚乎！"另外《黄帝内经·灵枢·逆顺》也说："上工，刺其未生者也；其次，刺其未盛者也；其次，刺其已衰者也。下工，刺其方袭者也；与其形之盛者也；与其病之与脉相逆者也。故曰：方其盛也，勿敢毁伤，刺其已衰，事必大昌。故曰：上工治未病，不治已病，此之谓也。上工治未病，不治已病，此之谓也。"朱震亨在《格致余论》中说："与其求疗于有病之后，不若摄养于无疾之先；盖疾成而后药者，徒劳而已。是故已病而不治，所以为医家之怯；未病而先治，所以明摄生之理。"治未病的概念根植于中医文化之中，源远流长，历久弥新，中医药膳在治未病中发挥着重要的作用，它是中国传统医学知识与烹调经验相结合的产物。药膳"寓医于食"，既将药物作为食物，又将食物赋以药用，药借食力，食助药威，二者相辅相成，相得益彰，既具有较高的营养价值，又可防病治病、保健强身、延年益寿。且随着经济社会的不断发展，人民生活水平的日益提高，中医养生保健、食疗等逐渐成为关注热点，一股中医热席卷全国，中医药膳可操作性高，可以在日常生活中，改善健康，调和阴阳，一定程度上达到治未病的效果。本书旨在介绍岭南药膳与体质相结合的养生方法，希望对大众的生活健康有一定的指导意义。

目录

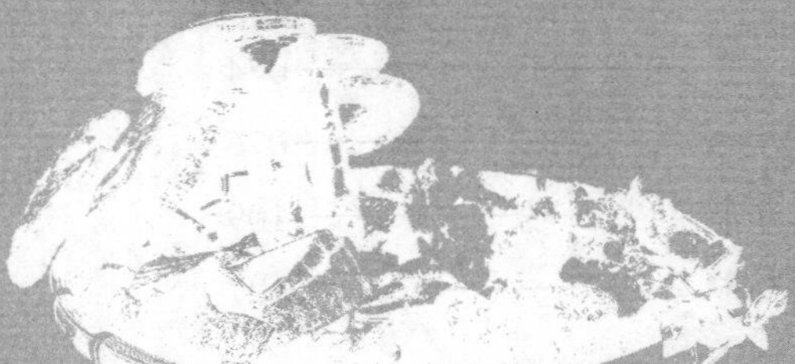

第一章 药膳

祖国医学有“药食同源”之说，把饮食与药物相提并论。《千金要方·食治》明确指出“食能排邪而安脏腑，悦神爽志以资血气。若能用食平疴，释情遣疾者，可谓良工。”故历代医家在治疗疾病时，除了予以服药外，更重视饮食的调养作用，通过饮食调护来调养正气，祛尽余邪，恢复健康。中医药膳食疗具有深厚的文化历史渊源、理论基础和临床实践经验，人类漫长的生存与生活实践活动中，发现动物、植物均具有食疗作用，形成了原始的药膳食疗。随着中医精气学说，阴阳、五行学说的形成，中医药膳食疗在中医基础理论的指导下，有了进一步的发展，四时进补、辨证施膳、以脏补脏及以形补形的思想相继形成，使中医药膳食疗正式融入传统医学。中医学的整体观念、辨证论治、精气学说和药食同源的学说奠定了中医药膳食疗学的理论基础。几千年来，历代医家不断充实药膳食疗的理论，撰写了药膳食疗专著，使中医药膳食疗学逐渐成为中医学一个独特的分支。

所谓“药膳”既非单纯药疗，亦非纯粹食养，乃药性食味兼而取之，药借食味，食助药效，相辅相成，相得益彰。所称“膳”，含义有二：一指食与药配成膳食，故有饮食之意，药仅为辅助地位，所列药物剂量，大多从轻，否则药味太浓，食物味感相对就差，影响了滋味，便失去了食物“膳”的作用；二指“烹调”之意，《周礼》中“春行羔豚膳膏香”，此“膳”即指烹调之意，将苦口的良药变成可口的佳肴，须讲究烹调技艺，药食与烹调技术相结合的产物即药膳。中医药膳理论是以中医药学传统理论为指导，在此基础上形成了自己独特的理论体系，强调整体观念、辨证施膳、药食同源，重视药与食的宜忌，保护脾胃之气，以增进药食的吸收和利用，吸取现代营养学观点，为机体提供比较全面的营养。中医学把人体看成是一个以脏腑、经络为核心的有机体，把机体的内环境与外环境（自然界与社会）视为阴阳对立统一的矛盾双方，并认为疾病的发生与发展，是整体阴阳失调和邪正相争的过程。因而对于局部疾病，在施膳时仍需考虑整体情况，辨证施膳。药膳的选择是以本草学为依据，在经过辨证论治全过程之后，随之而来的便是辨证施膳原则的确立，食与药的选择及其配伍。既往的实践经验证明了药膳中的食与药的选择，是以中药学基础理论为依据，即食与药的四气、五味、归经、升降浮沉等。我国最早的一部药物学专著《神农本草经》，记载了既为药物又是食物的许多品种，如薏苡仁、大枣、芝麻、葡萄、山药、核桃、百合、莲子等，并记述了其功效。著名医家孙思邈尤擅长药膳食疗，在其《千金要方》中列有“食治”专篇，强调“夫为医者，当须先洞晓病源，知其所犯，以食治之，食疗不愈，然后命药”，并指出“食能排邪而安脏腑，悦神爽志以资血气”。

一、发展渊源

中医药膳的历史，源远流长。人类的祖先为了生存需要，不得不在自然界到处觅食，久而久之，也就发现了某些动物、植物不但可以作为食物充饥，而且具有某种药用价值。在人类社会的原始阶段，人们还没有能力把食物与药物分开，把食物与药物合二为一的现象就形成了药膳的源头和雏形。也许正是基于这样一种情况，中国的传统医学才说“药食同源”。现代考古学家已发现不少原始时代的药性食物，现代民族学也发现一些处在原始时代的民族会制作具有药物作用的食品。这些都证明药膳确实可以说起源于人类的原始时代。当然，这种原始的药膳雏形，还不能说是真正的药膳，那时的人们还不会利用食物的药性，真正的中医药膳出现在人类已经有了丰富的药物知识和积累了丰富的烹饪经验之后的文明时代。

二、药膳分类

（一）按形态分类

1. 流体类

（1）汁类：由新鲜并含有丰富汁液的植物果实、茎、叶和块根，经捣烂、压榨后所得到的汁液，制作时常用鲜品。

热病后烦渴——西瓜汁、雪梨汁

噎膈饮食难——五汁饮

血热出血——鲜荷叶汁

（2）饮类：将作为药膳原料的药物或食物经粉碎加工制成粗末，以沸水冲泡即可。制作特点是不用煎煮，省时方便，有时可加入茶叶一起冲泡制成茶饮。

急性肠胃病——姜茶饮

内寒感冒——姜糖饮

（3）汤类：将要做药膳的药物或食物经过一定的炮制加工，放入锅内，加清水用文火煎煮，取汁而成，这是药膳应用中最广泛的一种剂型。食用汤液多是一煎而成，所煮的食料亦可食用。

神经衰弱、病后体虚——葱枣汤

肾虚腰痛、骨软——地黄田鸡汤

消化道出血——双荷汤

（4）酒类：将药物加入一定量的白酒，经过一定时间的浸泡而成。

风湿病——虎骨酒

补肾助阳——鹿茸酒

（5）羹类：以肉、蛋、奶或海产品等为主要原料加入药材而制成的较为稠厚的汤液。

补肾益气、散寒止痛——羊肉羹

壮元阳、强筋骨——什锦鹿茸羹

2. 半流体类

（1）膏类：亦称“膏滋”，将药材和食物加水一同煎煮，去渣，浓缩后加糖或炼蜜制成的半流体状的稠膏。具有滋补、润燥之功，适用于久病体虚者、病后调养者、养生保健者长期调制服用。

补髓添精——羊肉膏

须发早白、脱发——乌发蜜膏

（2）粥类：是以大米、小米、秫米、大麦、小麦等富含淀粉的粮食，加入具有保健作用的食物或药物，一同熬煮而成半液体的食品。中医历来就有“糜粥自养”之说，故尤其适用于年老体弱、病后、产后等脾胃虚弱之人。

清肝热、降血压——芹菜粥

健脾、开胃、止泻——鲜藕粥

（3）糊类：由富含淀粉的食料细粉，配以可药食两用的药材，经炒、炙、蒸、煮等水解加工后制成的干燥品。内含糊精和糖类成分较多，开水冲调成糊状即可食用。

补肾乌发——黑芝麻糊

润肺止咳——杏仁粉

3. 固体类

（1）饭食类：是以稻米、糯米、小麦、面粉等为基本材料，加入具有补益且性味平和的药物制成的米饭和面食类食品，分为米饭、糕、卷、饼等种类。

益脾胃、涩精气——山药茯苓包子

健脾利湿——芸豆卷

益气养血——参枣米饭

（2）糖果类：以糖为原料，加入药粉或药汁，兑水熬制成固态或半固态的食品。

健脾和胃、祛痰止咳——姜汁糖

清热、润肺、化痰——柿霜糖

（3）粉散类：是将作为药膳的中药细粉加入米粉或面粉之中，用温水冲开即可食用。

补中益气——糯米粉

醒脾和胃、理气止呕——砂仁藕粉

（二）按制作方式分类

（1）炖类：此类药膳是将药物和食物同时下锅，加适量的水武火烧沸去浮沫，再置文火上炖烂制成的。

（2）焖类：此类药膳是将药物和食物同时放入锅内，加适量的调味品和汤汁，盖紧锅盖，用文火焖熟的。

（3）煨类：此类药膳是将药物与食物置于文火上或余热的柴草灰内，煨制而成的。

（4）蒸类：此类药膳是将药膳原料和调料拌好，装入碗中，置蒸笼内，用蒸气蒸熟的。

（5）煮类：此类药膳是将药物与食物放在锅内，加入水和调料，置武火上烧沸，再用文火煮熟的。

（6）熬类：此类药膳是将药物与食物倒入锅内，加入水和调料，置武火上烧沸，再用文火烧至汁稠，味浓，软烂的。

（7）炒类：此类药膳是先用武火将油锅烧熟，再下油，然后下药膳原料炒熟的。

（8）熘类：此类药膳与炒相似，主要区别是需放淀粉勾芡。

（9）卤类：此类药膳是将药膳原料加工后，放入卤汁中，用中火逐步加热烹制，使其渗透卤汁而制成的。

（10）烧类：此类药膳是将食物经煸、煎等方法处理后，再调味、调色，然后加入药物、汤汁，用武火烧滚，文火焖至卤汁稠浓而制成的。

（11）炸类：此类药膳是将药膳原料放入油锅中炸熟而成的。

（三）按功用分类

1. 养生保健延寿类

（1）补益气血药膳：适用于平素体质虚弱或病后气血亏虚之人，如十全大补汤、八珍糕等。

（2）调补阴阳药膳：适用于机体阴阳失衡之人，如具有补阴作用的桑椹膏，补阳作用的冬虫夏草鸭等。

（3）调理五脏药膳：适用于心、肝、脾、肺、肾五脏虚弱、功能低下之人，用酸、苦、甘、辛、咸来补养肝、心、脾、肺、肾五脏，如健脾膏、补肾膏。

（4）益智药膳：适用于老年智力低下，以及各种原因所导致的记忆力减退之人，如酸枣仁粥、柏子仁炖猪心等。

（5）明目药膳：适用于视力低下、视物昏花之人，如黄连羊肝丸、决明子鸡肝汤等。

（6）聪耳药膳：适用于老年耳聋、耳鸣，以及各种原因所导致的听力减退之人，如磁石粥、清肝聪耳李实脯等。

（7）延年益寿药膳：适用于老年平素调养，强身健体，养生防病之人，如清宫寿桃丸、茯苓夹饼等。

2. 美容美发类

（1）增白祛斑药膳：适用于皮肤上有黑点、黑斑、色素沉着之人，如白芷茯苓粥等，可以美容增白。

（2）润肤美颜药膳：适用于老年皮肤老化、松弛，面色无华之人，具有美容抗衰功效，如沙苑甲鱼汤、笋烧海参等。

（3）减肥瘦身药膳：适用于肥胖之人，如荷叶减肥茶、参芪鸡丝冬瓜汤、绿茶、柠檬泡茶等。

（4）乌发生发药膳：适用于脱发、白发以及头发稀少之人，如黑芝麻山药米糕、《积善堂经验方》中的乌发蜜膏等。

（5）固齿药膳：适用于老年体虚、牙齿松动、掉牙之人，如滋肾固齿八宝鸭、金髓煎等。

3. 祛邪治病类

（1）解表药膳：具有发汗、解肌透邪的功效，适用于感冒以及外感病的初期，如葱豉汤、香薷饮等。

（2）清热药膳：具有清热解毒、生津止渴的功效，适用于机体热毒内蕴，或余热未清之证，如白虎汤、清暑益气汤等。

（3）祛寒药膳：具有温阳散寒的功效，适用于机体外寒入侵或虚寒内生的病证，如当归生姜羊肉汤、五加皮酒等。

（4）消导药膳：具有健脾开胃、消食化积的功效，适用于消化不良、食积内停、腹胀等症，如山楂糕、五香槟榔等。

（5）通便药膳：具有润肠通便的功效，适用于大便干燥之症，如麻仁润肠丸、蜂蜜香油汤等。

（6）利水药膳：具有利水祛湿、通利小便的功效，适用于尿少浮肿、小便不利等症，如赤小豆鲤鱼汤、茯苓包子等。

（7）活血药膳：具有活血化瘀，消肿止痛之功，适用于瘀血内停，跌打损伤等症，如益母草膏、当归鸡等。

（8）理气药膳：具有行气、理气、止痛功效，适用于肝气郁结，胀痛不舒，以及气滞血瘀等证，如陈皮饮、佛手酒等。

（9）祛痰药膳：具有祛痰止咳之功，适用于咳嗽痰多，喉中痰鸣等症，如梨膏糖、瓜蒌饼等。

（10）止咳药膳：具有宣肺止咳之功，适用于咳嗽等症，如川贝蒸白梨、糖橘饼等。

（11）平喘药膳：具有止咳平喘之功，适用于哮喘等症，如丝瓜花蜜饮、柿霜糖等。

（12）息风药膳：具有平肝、息风定惊之功，适用于肝经风热，或虚风内动之症。如菊花茶、天麻鱼头等。

（13）安神药膳：具有养血补心、镇静安神的功效，适用于失眠多梦、心悸怔忡等症，如柏仁粥、酸枣仁汤等。

（14）排毒药膳：具有调节机体状况，改善机体功能，排出体内毒素的作用，适用机体不适，痤疮等平素火毒易盛之症，如黄芪苏麻粥、鲜笋拌芹菜等。

（四）按滋补形式分类

（1）平补：指用甘平和缓的补益方药治疗体虚久病、病势发展较慢者，是一种缓补法。

（2）清补：清补是专指夏天的补养，指选用具有一定驱暑生津功效的饮食，以补充人体的消耗。

（3）温补：用温性补益药治疗虚寒证的方法。

（4）峻补：用强力补益药治疗气血大虚或阴阳暴脱的方法，因极度虚弱和危重证候时非大剂峻猛补药不足以挽救垂危，故此命名。

三、药膳应用原则

药膳既不同于一般的膳食，又不同于一般的药物，因此应正确遵循其应用原则：一是辨证施膳，根据不同的体质症状，选择具体药膳加以实施；二是三因制宜，在施膳时强调因时、因地、因人制宜，不可妄为；三是以脏补脏，也就是病人缺什么补什么，做到“以形补形”“以脏治脏”；四是应用药食性能，以中药学的四气、五味、升降沉浮以及药物归经等学说分析所施药膳的食物和药物性能，从而达到最佳效果。辨证论治是传统中医治疗学的一条基本原则。在临床实践中，药膳疗法亦应遵循这一原则，根据病人的病情、体质、舌脉证候和外界环境因素，结合食物的性味、功效归经，综合分析，辨证施食，选择合适的药膳食谱，才能达到理想的保健治疗作用，“形不足者，温之以气精不足者，补之以味。”春夏养阳，秋冬养阴，虚以补之，实以泻之，寒者热之，热者寒之。春季升补，夏季清补，秋季平补，冬季滋补，四季通补。体瘦之人多阴亏血少，应多吃滋阴生津之品，体胖之人多痰湿，应多食清淡之品。这些古圣前贤者的说法，仍是现今我们所应尊崇的原则。另一方面，药膳疗法还应以适应病人脾胃吸收和运化功能为原则，因此可调理食物的色、香、味，以刺激食欲。还应顾及患者的个人嗜好，选择适当的烹调方法，药膳常用烹调方法有炖、蒸、煮、炒、卤、熬、炸、蒸馏、浸渍等，并选择适当的烹调器具，使药物在不影响食物性味的前提下，最大限度地释放有效成分，发挥作用。

药膳不是食物与中药的简单相加，而是在中医辨证施膳理论指导下，由中药、食物和调料三者精制而成的一种既有药物功效又有食品美味，用以防病治病、强身益寿的特殊食品。“药食同源”“药食结合”是中医对药膳的独特认识。药膳一定要科学选用，切忌胡乱配制，以免损害健康。俗话说“是药三分毒”，如果不是体弱多病，最好不要选用药膳，只要平时注意饮食均衡，保证足够的营养就可以了。对于年老、体虚、慢性病恢复期的病人，可能造成“虚不受补”，应根据情况选用药膳，可起到辅助治疗、改善症状的作用。患者切不可对药膳期望过高，药膳毕竟是食物与中药等成分的混合体，食物冲淡了中药的性味，因此，药膳比单纯的药物性味平和一些，它通过调整人体的气血阴阳，调动脾胃的运化功能来逐渐达到康复的目的，是一个缓慢、长期的调养过程，药膳的食用有以下原则：

1. 辨证施膳

中医学认为，尽管是同一种疾病，但其发展阶段不同证候就有所变化，不同的证候就要用不同的药膳。如外感疾病，由于感受外邪和病人体质的不同，可表现为风寒表证，也可表现为风热表证。风寒表证选用姜糖饮，风热表证宜用双花饮。若辨证不清两者反用，则不但发挥不了药膳的治病作用，反而加重病情。药膳是中药和食物的结合，两者具有协同作用。食物和中药一样是禀受天地阴阳之气而生，两者均具有性、味、升降浮沉、归经，也称为药性和食性。因药性食性不同，作用也就各异。在施膳前应根据食用者的病症、体质，结合所处的地理环境、生活习惯以及季节的不同，正确的辨证、选药组方或选食配膳，做到“组药有方，方必依法，定法有理，理必有据”，只有这样才能达到预期的目的。不同病症用不同的药膳，如老年人多为肾虚、脾虚，可选用女贞子、鳖鱼汤或黄芪炖鸡。

2. 辨病施膳

对于某些疾病或当疾病发展到某个阶段，药膳可以作为主要方法来治疗疾病。有些药膳对某些疾病有专效，如治糖尿病的荞麦人参面、南瓜怀山粥等药膳食品，治哮喘的四仁鸡子粥等。如《金匮要略》中的当归生姜羊肉汤，具有温经散寒、止痛之功，是主治妇人腹中寒痛、产后虚寒疼痛的主方。此外，《温病条辨》中的五汁饮，具有清肺泄火、养阴生津的作用，是治疗热病烦渴的主方，甘麦大枣汤是治疗妇人脏燥的主方等。

3. 因人施膳

因人施膳是指根据病人的年龄、性别、体质等不同特点，来制订适宜的药膳。《黄帝内经·灵枢·阴阳二十五人》曰："其肥而泽者，气血有余，肥而不泽者，气有余，血而无泽者，气血俱不足。"《黄帝内经·灵枢·寿夭刚柔》又曰："人之生也，有刚有柔，有弱有强，有短有长，有阴有阳。"在一定程度上揭示出体质的基本特征。又如《黄帝内经》说"凡刺之法，必察其形气"，"形气"指人之肥瘦，肌肉疏松与致密及气血的盛衰，指出针刺治疗应根据"形气"。人一生有幼、长、壮、老各个阶段，体质各不相同，男女生理也有差异，养生应该根据各人不同情况，采取针对性的措施。《黄帝内经·素问·阴阳应象大论》说"形不足者，温之以气，精不足者，补之以味"，其实质就指因人而异地采取不同的补养方法，在运用药膳时也应因人而异。人群中的个体，由于先天禀赋与后天因素的不同，其体质有强弱、阴阳、寒热等的区别，或表现为不同的病理性体质，因而，患病之后，机体的反应性不同，病证的属性有别，中医药膳也应当有所不同。应用中医药膳养生保健只有以辨证思想为指导，根据男性女性的不同、女性经带胎产的不同、老中青少幼的不同、阳性体质与阴性体质的不同等施膳，才有益于机体的身心健康，达到防病治病、益寿延年的目的。

4. 因时施膳

根据四季气候特点，选择相应适宜的药膳。《黄帝内经》提出“人以天地之气生，四时之法成”的生命功能结构说。将人放在宇宙自然中来考察，认为人是自然界的产物和有机组成部分，形成了天人相互联系、相互制约的生命整体论。《黄帝内经》云：“用寒远寒，用凉远凉，用温远温，用热远热，食宜同法。有假反之，反是者病，所谓时也。”说明无论用药治病，还是饮食调养，都应该根据四时之气的特点而加以调整。一年之中，由于日照时间长短不同，因而形成了一年中春夏秋冬的时序变化，并伴随着温热凉寒的气候特点和不同的物候特点，自然界天地阴阳之气的运动变化与人体在生理和病理上息息相通，密切相关。人生活在自然界之中，人体生命活动必然会受到多方面因素的影响，四时气候变化，人体生命活动本身又存在着不同的节律性，这些都会直接或间接地影响人体生理活动和病理变化，因而，要注意在不同天时气候条件下的养生保健的宜忌。因时施膳是按四时气候变化的特点，寻找适宜的中医药膳。人体是一个统一的有机整体，自然与人之间保持动态平衡，这一平衡一旦失调就会发生疾病。在组方施膳时必须注意，采用相适宜的中医药膳以减少外界四时气候变化对人体的不利影响。如气候突然变化，骤受寒冷，导致脏腑功能失调，应及时用驱寒食物以维持和促使人体内外环境相对稳定和平衡。应用中医药膳养生保健本身就是自然界对人体内环境的一种直接干预，是保持人体内外环境相对统一的重要因素。女士感受风寒，或淋雨受寒，可服用红糖姜汤，服后上床盖被休息，微出其汗，可取得一定的疗效。自然界一年中有春夏秋冬的时序变化，并伴随着温热凉寒的气候特点，中医药膳养生保健的食用原则亦应按四时寒热变化来制订，运用不同性能的中医药膳可以使人体顺应气候变化，保持内环境的稳定。如春季阳气生发，风为春季主气，而风多袭肝，故食疗药膳应以平肝息风、滋养肝阴为主，治疗宜顺应天时，以生发阳气，畅达气机，可用疏肝理气之柴胡、佛手、郁金、杭菊、薄荷等配制药膳。夏季气候炎热而多雨，暑热挟湿，热能伤阴、耗气，故饮食应以补气养阴，清热祛暑为主的药膳，如金银花、菊花、芦根、绿豆、冬瓜、苦瓜、黄瓜、生菜、豆芽等均可配制药膳，以清热祛暑。长夏为夏秋之交，此时天热下降，地湿上蒸，湿气充斥，为一年之中湿气最盛的季节，药膳多选用山药、莲子、薏米、扁豆、冬瓜、丝瓜等淡渗利湿健脾之品。秋季气温逐渐转凉，而燥气袭人，此时口、咽、皮肤等均感干燥，燥能伤津，易引起口渴鼻干、皮肤干燥，故食疗药膳应以滋阴润燥为原则，如沙参、麦冬、胡麻仁、阿胶、百合等，以防秋燥。冬季阴寒偏盛，食疗药膳以“寒者热之”的治则，适宜温补药膳，如附子羊肉汤、当归生姜羊肉汤等，补阳御寒。一年中自然界气候存在春温、夏热、暑湿、秋凉而燥及冬寒的特点，根据中医学“天人相应”的整体观念，自然界气候的变化对人体生理有一定影响，所以要根据不同的季节，选用相应的药膳。

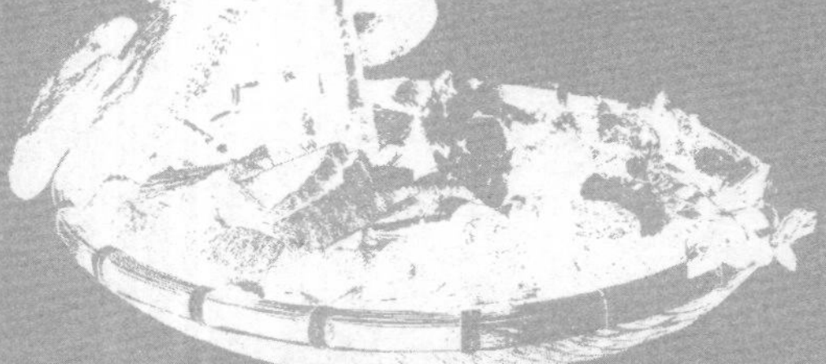

第二章　岭南药膳

考古发现，在旧石器时代早期（距今60万年至80万年前）岭南境内已有人类活动遗迹。距今1.4万年前广东先民就驯化了水稻，或成世界稻作文明源头。甑皮岩遗址是新石器时代典型的洞穴遗址，于1965年被发现，它不仅是现代华南人乃至东南亚人古老祖先的居住地之一，也是古人类陶器的重要起源地之一。学术界已公认，广东石峡文化（距今四五千年前）已出现私有制、阶级分化和王权政治。南方沿海一带很早就生息着一个人数众多、历史悠久的民族，这就是史籍上所说的越族。越族由于种族众多，各部落差别较大，故称之为“百越”。在中原文献描述中岭南至秦军南下带来先进技术始融入文明，秦军征服岭南后引入北方中，原农耕技术与先进文化，使岭南地区迅速从刀耕火种平稳进入农耕文明时代，同时又将异域文化和海洋文化引进岭南，开启了岭南文明。但考古学界近年来研究发现，这一观点是“历史的误会”，近代相继出土大量的青铜器、陶器和水晶等文物，实证了岭南在秦朝之前已经存在灿烂的新石器时代和青铜时代高度文明，岭南是中华文明的发源地之一。

一、岭南药膳的发展背景

1. 地理气候优势

岭南地处我国南疆边陲，北隔五岭，南阻大海，现今包括广东、广西、海南和南海诸岛，地跨中亚热带、南亚热带和热带地区，气候湿热，四季不明。因气候利于药材生长，岭南中药资源不仅品种多、分布广、产量大，而且有不少质量上乘的道地药材驰名中外，素有“南药”“广药”之称，为岭南药膳提供了丰富的药膳素材。同样受湿热地理气候的影响，岭南药膳在功效上多重视除湿、清热，在形式上则多为汤饮和粥，能够补充水分且容易吸收营养。

岭南地区特有的地理气候特点：气候炎热、潮湿多雨、河网密布，古称“瘴疠之地”。夏秋两季多台风，空气潮湿闷热，年平均降雨量在1500mm以上，年平均气温约22℃。岭南地区为典型的季风气候区，风向随季节交替变更，夏季以南至东南风为主，风速较小；冬季大部分地区以北至东北风为主，风速较大；春秋季为交替季节，风向不如冬季稳定，加之台风、暴雨，使岭南气候复杂易变。岭南地区重山叠嶂，北隔五岭、南阻大海，加之特殊的湿热气候，导致中原地区难以与岭南地区交流沟通，当地居民多为湿邪疾病所困，因此岭南药膳在功效上偏重于除湿清热，形式上则多为汤饮、粥食、凉茶等，能够补充水分且容易吸收。

2. 独特的文化优势

岭南文化是一种独特的物质及精神文化，是在长时间的社会活动中创造出来的，为一种多元文化，其主要的特征有：

（1）岭南文化的重商性：在经济领域，我国古代中原地区普遍贯彻重农业、轻工商的理念，岭南地区因其沿海的特殊地理优势，形成了重商致富的文化氛围。秦汉时期我国开通了海上丝绸之路，广东正是这条海上贸易之路的起点。明朝以来，岭南一带农业生产和手工业生产都达到了相当高的水平，更是促进了当地市场经济的发展。当代，中西方商业文化的不断碰撞，时时刻刻都在这里发生着。总而言之，岭南地区从古至今一直是我国商业贸易最为繁荣的地区之一。

（2）岭南文化的开放性、兼容性、多元性：岭南地区位于南疆边陲、南海之滨，有着独特的地理位置，是人口流动和商业活动较为频繁的地区。频繁的人口流动和商业交流使得岭南人民以一种开放的心态去对待外来文化，呈现出中西文化水乳交融的兼容状态，岭南文化正是在这种兼容并蓄中不断提炼升华的。也正是因为文化的兼容性，造就了当地文化的多元化发展。例如，从民系层次来分，岭南文化包含客家文化、桂系文化、福佬文化等；从文化类型来分，岭南文化分为中方文化、西方文化和中西结合文化。

(3)岭南文化的务实性：岭南人民以务实为骄傲，“不唯上，不唯书，只唯实”一直指引着岭南人民的前行道路。务实精神是岭南文化的重要特征，这也是商品经济带来的文化倾向。

(4)岭南文化的享乐性和直观性：禁欲主义和享乐主义是两种不同的生活态度，圣人如孔子等较为推崇禁欲主义，主张放弃尘世间的财富、名利等一切利益，已达到更高的精神层次。而岭南文化是在商品经济下发展而来，更加推崇享乐主义，但非纯粹的挥霍财富、享受快乐，而是通过自身的不断努力创造出更多的财富，从而达到更好的物质生活，这种享乐主义也是一种积极向上、追求进取的生活态度。岭南文化从内容到形式都带有动态求变的特征，能起到激发文化生命，满足人民日益增长的文化需要的作用。

3. 岭南医学的发展

岭南医学历史悠久，具有独特的地区性特色。吴粤昌研究岭南医学，并将其分为晋唐、宋元、明朝、清朝和民初五个时期，分述了各个时期的特点，指出岭南医家推动了传统医学的发展。其编著的《岭南医征略》辑录岭南医家数百人，是研究岭南医家的重要参考资料。

4. 中医文化与饮食文化的有机结合

《黄帝内经·素问·四气调神大论》将顺应四时、顺应自然作为养生的基本原则。岭南医学充分开发和利用当地药材资源，形成了具有鲜明地方特色的医家风格和用药习惯。东晋著名医学家、养生学家葛洪在《肘后备急方》中已记载独具岭南特色的药膳方，加之岭南居民信服中医，常服中药，平素有喝凉茶、煲老火汤的传统习惯，为岭南食疗文化奠定了良好的中医药养生理论基础。

5. 岭南人的体质

岭南濒临大海，全年雨水丰富，空气湿度高，气候炎热，年平均气温在20℃以上，被称为“炎方”。《岭南卫生方》记载“岭南既号炎方，而又濒海”。叶天士在论及湿热病因时，也提及“粤地潮湿，长夏涉水，外受之湿下起”“长夏阴雨潮湿”等，均体现岭南地区气候炎热且潮湿的特点。湿度偏高属于有形湿邪，湿受热蒸，形成无形之湿气，有形之湿与无形之湿相结合，致使岭南地区六淫致病是以“湿邪”为先。岭南人长期处于湿热较重的环境中，因此，岭南地区居民体质以“气虚”“阳虚”和“湿热”为主。由于脾喜燥恶湿，湿邪易伤脾胃，导致气之生成不足，炎热易致多汗，气随汗出，故岭南地区居民易出现气虚体质。湿为阴邪，易伤阳气，且岭南地区冬天相对温暖，阳气于冬不能潜藏，故见阳虚体质。在湿热的气候环境下生活，阳气不足，气化失常，水液蓄积体内，郁久化热，从而形成湿热体质，或水液气化失司，导致津液不足，阴虚生热的阴虚体质。独特的气候特征和居民体质偏颇，推动了具有地区性的岭南医学的发展，形成了具有岭南特色的药膳文化。

6. 岭南药膳渊源

岭南药膳的发展孕育于岭南中医养生的土壤之中，药膳也是中医养生的重要方式。根据《岭南医籍考》提供的岭南医籍目录，对岭南的医籍进行检索，对岭南养生药膳影响较大的书籍包括：魏晋《抱朴子内篇》《肘后备急方》《南方草木状》，唐《广南四时摄生论》《海药本草》，宋《太平圣惠方》《幼幼新书》，元《岭南卫生方》，明《程斋医抄撮要》《众妙仙方》《痘疹秘要》，清《增补食物本草备考》《生草药性备要》《本草求原》《鼠疫汇编》《时症良方释疑》《马百良药撮善录》《广嗣金丹》《卫生至宝图说》《幼幼集成》《小儿幼科》《痘法要录》《疬科全书》《眼科约编》《医学答问》《医粹精言》《三科辑要》《中外卫生要旨》等。

（1）远古到秦汉时期（萌芽，开启药食等养生法）：距今约20万年前，人类开始进入现代人时期，人类的猿人特征完全消失，开始与现代人类接近，这一时期，岭南地区已有人类生活。1958年在广东韶关马坝公社发现“马坝人”头骨化石，是中年男性头骨的颅顶部分，在分类上属于早期智人。马坝人穴居于当地“狮子山”的山洞里，他们已经懂得用火。原始人对火的使用，对卫生保健的发展起了很大作用。火可以帮助他们御寒，减少因感风冒寒、长期居住黑暗潮湿处导致的外感病、风湿病等；火可以将生食变为熟食，减少了消化疾病、寄生虫病，促进了食物的吸收利用；火还能驱赶野兽，令野兽不得靠近，减少同野兽搏斗而产生的外伤性疾病。岭南早期就出现了舞蹈壁画，《吕氏春秋·古乐》记载“昔陶唐氏之始，阴多，滞伏而湛积，水道壅塞，不行其原，民气郁阏而滞著，筋骨瑟缩不达，故作舞以宣导之”，说明了舞蹈有健身作用，可以祛病强身，可谓早期的导引术。在秦汉帝国统一之后，随着中原文化的传入，岭南养生文化开始有较明显的发展，但仍然处于起步的雏形阶段，这在岭南诸多汉墓出土的文物中可见一斑。平乐银山岭汉墓出土的薏苡仁，可追溯到东汉伏波将军马援征战交趾时，将其引种到南越一带，《后汉书》言，“常饵薏苡实，用能轻身省欲，以胜瘴气”。《名医别录》载薏苡仁“除筋骨邪气不仁，利肠胃，消水肿，令人能食”。岭南人民至今喜用薏苡仁煲汤防治疾病，有健脾祛湿之效。菖蒲是传统中医常用药物之一，最早的中药学著作《神农本草经》将其列为上品，排行第一，载有：“主风寒湿痹，咳逆上气，开心孔，补五脏，通九窍，明耳目，出音声。久服轻身，不忘，不迷惑，延年。”葛洪《抱朴子·仙药》也提到菖蒲的神奇功效，“韩终服菖蒲十三年，身生毛，日视书万言，皆背诵之，冬袒不寒，石菖蒲须得生石上，一寸九节以上，紫花者尤善也”。东汉末年至三国吴时期，南海人杨孚著《异物志》，开创我国记载不同地区珍异物类的先河，书中记载牡蛎“除拘缓，久服强骨节”，香菅“似茅而叶长大于茅，不生洿下之地，丘陵山岗……助调五味，益其芬菲”，香菅有芬香之气，能醒脾开胃，用其包裹食物，取其芳香健脾之效耳。以上养生法尚不成熟，位于起步阶段，是岭南养生的萌芽期。

（2）晋唐时期（奠基，首现养生药膳专著）：魏晋南北朝时期，中原动荡不安，战火频仍，大量人口南迁，在带来先进农业技术的同时，也引进了医药卫生文化，岭南蛮荒之地得到了第一次较大规模的开发，涌现了一批著名的医药卫生人物，如葛洪、鲍姑、嵇含、支法存等。葛洪的《抱朴子内篇》代表了该时期岭南养生的最高水平，葛洪在文中以金丹养生为至高法门，“九丹者，长生之要，非凡人所当见闻也，万兆蠢蠢唯知贪富贵而已，岂非行尸者乎”，但修炼金丹，十分不易，故葛洪也建议可用宝精（即房中术）、行气、导引、断谷、符咒、药饵等各类小术，“九丹金液，最是仙主，然事太费重，丕可卒办也，宝精爱气，最其急也，并将服小药以延年命，学近术以辟邪恶，乃可渐阶精微矣”。葛洪的另一篇著作《肘后备急方》中对瘴毒、疟疾、天花、沙虱（恙虫病）、结核等传染病提出了多种预防方法，如“度瘴散，辟山瘴恶气……辟毒诸恶气，冒雾行，尤宜服之”“比见岭南人初有此者（沙虱），即以茅叶茗茗刮去，及小伤皮则为佳，仍数涂苦苣菜汁，佳”。同时对当时常见的慢性病也提出了预防手段，如对当时岭南多发的脚气病提出“取好豉一升，三蒸三曝干，以好酒三斗，渍之三宿可饮，随人多少，欲预防，不必待时，便与酒煮豉服之”。《肘后备急方》中的食疗特色也十分显著，食物种类丰富多样，有蒸、煎、烩、煮、炒、炖、熬等多种制法，又有菜肴、药饭、汤羹、汁、药粥、药酒等形式，特别是岭南人喜欢的粥和药酒，《肘后备急方》中就有白粥、大麦粥、青头鸭粥、猪肾粥、桃仁粥、杏仁粥等品类，而药酒有苦参酒、桃仁酒、海藻酒、虎骨酒等十八种，有的用于治疗疾病，有的用于强身壮骨。同时期的嵇含，把搜集到的岭南各类植物，根据不同的属性，分为“草、木、果、竹”四大类八十种，编纂成我国最早的植物学文献——《南方草木状》，也是世界上第一部地方植物学著作。晋代医家支法存，本为胡人，生长在广州，善医术，尤善治脚气病，撰有《申苏方》，五卷，已佚。后世医书中间或有引用其中内容，使后人得以窥见晋时已有食疗之法。

唐代天下大定，分天下为十道，岭南道为其一。唐代政府重视医政设施，成立太医署，专门管理医疗教育，全国各道属下州府，亦成立相应的机构以善管理。由于唐朝政局相对稳定和文化的发展，以及对医学教育机构的建立和管理，使医学得到了进一步发展。唐代仕宦岭南的官员，虑及岭南医药落后，不能提供必要的保护，或像刘禹锡一样自己钻研医药，或请名医编集方书备用。这种情况使中国古代医学文献分类中，出现了一种新的类别，那就是南宋史学家郑樵在《通志》中所说的“岭南方”。例如杨炎收集前人效方，以防治岭南瘴疟及脚气为重点，辑成《南行方》一书。唐代医学家李暄，撰有《岭南脚气论》一卷。唐代医生李继皋，撰有《南行方》3卷，均佚。《南海四时摄生论》是唐人郑景岫撰写的一本普及型的疾病防治手册，直到宋朝，仍被皇家重视。李焘《续资治通鉴长编》载有："宋真宗天禧二年（1018年）八月丁未，内出郑景岫《四时摄生论》、陈尧叟所集方一卷，示辅臣，上作序，命刊版模印，付阁门，赐授任广南臣僚，仍分给诸道州军。"这段话表明宋王朝对唐人郑景岫所著《南中四时摄生论》的重视，不但藏之宫内，而且宋真宗亲自作序，广为刊印，下发全国各道、州、军，特别是赐给广南东、西道的官员，让他们用以防病治病，安心上任，惜已佚，无以得见。唐末五代时期李珣，撰《海药本草》6卷。其祖籍波斯，家族经营香药为业，对南药和外来药十分熟悉，后游历岭南期间，将岭南药材结合自己所见所闻的海外药材，著成此书。书中字里行间亦著有养生痕迹，例如："兜纳香，味辛，平，无毒……并入膏用，烧之能辟远近恶气；带之夜行，壮胆，安神；与茆香、柳枝合为汤，浴小儿则易长""仙茅，生西域……主风，补暖腰脚，清安五藏，强筋骨，消食，久服轻身，益颜色"。上述有关医家的生平籍贯不详，且非岭南人，只是流寓岭南，大部分出于对岭南瘴毒、疟疾、脚气病、寄生虫等诸多传染病的畏惧心理，四处搜集针对岭南诸多疾病的防治之方，上任时携带进入岭南，这大量的"岭南方"为岭南养生文化以及岭南医学的发展起到了重要作用。惜上述著作多已亡佚，只能通过其他书籍的记载窥见一斑，但不可泯灭其为岭南人民的卫生保健做出的贡献。

（3）宋元时期（发展，药膳养生始涉多学科）：经过晋唐时期大量人口涌入，中原医学文化传播，以及唐代社会经济发展的铺垫，到了宋元时期，岭南医学出现了一个小高潮，岭南地区得到了第二次开发，这也为岭南养生文化的发展提供了新的机遇。978年（太平兴国三年）北宋医家陈昭遇，与翰林医官使王怀隐、副使王祐、郑奇等编修《太平圣惠方》一百卷。《太平圣惠方》内容繁博，首叙脉法、处方用药，分述五脏病证、伤寒、时气、热病、内、外、骨伤、金创、妇、儿各科诸病病因证治，及神仙、丹药、药酒、食治、补益、针灸等内容。书中针对岭南常发病——脚气，从岭南地区的地理气候和致病特点，提出防治。书中提到岭南湿气弥盛，多致瘴毒，湿气易于下趋，故脚气病常发。潮州刘昉，虽跻身仕途，但素好岐黄，镇抚之暇，犹喜方书。因感于小儿之疾苦，不只世无良医，也无全书，以致夭折者难以胜计，故编成《幼幼新书》，四十卷。《幼幼新书》大量引用中原儿科医学内容，对繁杂的儿科学内容进行汇总整编，十分重视起居、情志、饮食等对小儿疾病的影响，将中原儿科学不遗余力地传播至岭南，为岭南儿科治疗奠定良好基础，开启岭南儿科的预防保健。元代释继洪，号澹寮，河南汝州人。他多次云游岭南，认真总结治疗岭南瘴病的经验，著有《岭南卫生方》等，对岭南地理气候与疾病的关系有较深刻的认识，例如“岭南既号炎方，而又濒海，地卑而土薄，炎方土薄，故阳燠之气常泄，濒海地卑，故阴湿之气常盛，而二者相薄，此寒热之疾，所由以作也”，明确岭南诸多疾病源自湿热交织，气候多变。书中注重瘴病后调养，防复防变，如：“凡才发瘴时，便须忌口。非惟生冷油腻不可食，尤忌酒肉鱼面……不忌口则病难愈。”是一本专门针对岭南地区与“多发瘴疟”等疾病进行预防和治疗的专著。

在祖国医学发展的历史长河中，宋金元时代是一个极其重要的阶段，两宋历任知医学之贵，晓医学之重要，对医学不遗余力地普及，自然也影响了整个岭南地区。

（4）明清时期（繁荣及嬗变，中西交汇）：明清时期，由于广东经济的发展，以及沿海通商的特殊地理环境，使广东逐渐得到朝廷的重视，多次委派一品大员南下广东巡抚，为接待这些官员，同时也为广东经济的发展，广东与岭南以北地区的道路交通有了改善。在这种情况下，许多有名的学者、医学家也来到广东。这批才华横溢的学者、医家，从文化、医学、教育发达地区南下入粤，促进了近代岭南文化事业的建设，使岭南成为人才荟萃的地方。明清时代岭南地区出现了不少“儒而通医”的医家，到了清代，由于经济、文化、教育的进一步发展，中原文化与江南文化在岭南地区的持续传播，岭南医家医著迎来了更大的繁荣，岭南医学发展迅速，岭南医著如雨后春笋，层出不穷，书中常常含有防治疾病、起居、饮食、情志等方面的调护内容，养生内容涉及内外妇儿各个学科，岭南养生文化得到了极大丰富，并且这些养生内容大部分流传至今，食疗养生也有重大突破。何克谏，善于应用生草药治病，著《生草药性备要》两卷，该书总结明代以前岭南医家运用生草药防治疾病经验。何克谏还同其侄何省轩一起，编有《增补食物本草备考》两卷，该书系根据西湖沈李龙的《食物本草会纂》删订而成。何氏在原书基础上去其芜杂，取其精粹，并结合岭南的食疗特点，编成8类，383种，附食疗方14条，是岭南地区食疗经验的第一次总结，对岭南食疗的发展有重要的影响。赵其光，字寅谷，广东新会人，是岭南研究本草学较有贡献的医家，通过纂辑增补刘潜江、徐灵胎、叶天士、陈修园四家原义，潜心研究，亲自采药尝试，七越冬夏，几易其稿，终写成《本草求原》，由他与他的儿子赵延椿、侄儿赵延芬共同校订，分为草部、木部、果部、谷部、菜部、鳞部、介部、虫部等。赵其光在自题于养和堂的序文中说道："岁在戊申孟秋肠谷，陈兄见此书于外海纫兰之馆，喜其详明且备，谓使人人得而阅之，亦足为日用养生之一助。因慨然助赀而付于梨梓。"可见其养生功用。

晚晴时期，由于西方列强迫使中国打开大门，且岭南近海，更早一步接触西方医学，此时期中西医养生开始出现交汇的萌芽。岭南养生专著《中外卫生要旨》，乃广东香山郑观应所著。郑观应是中国近代最早具有完整维新思想体系的理论家、实业家，著有《盛世危言》等书，同时他的改良思想也浸透至医学，他倡议并力行禁止鸦片，宣传西方卫生观念，呼吁改革中国卫生行政，并注重传统养生保健理论和功法的总结，编成《中外卫生要旨》，该书是继《抱朴子内篇》之后，现存的由岭南人所著的又一养生专著力作，影响深广。该书继承弘扬中国传统养生精髓的同时，宣传西方医学关于生理卫生的理论及新式养生观念，其中西医合璧的预防养生思想走在时代前列。中英签订《南京条约》后，中国被迫开放五大口岸，西医医院和西医学校开始在中国内地大量建立，这些医院多是参照博济医院的模式开办，西医学校多深受博济医院所办西医校模式的影响，始于广东的近代西方医学大规模传入中国，使中国医学史翻开新的篇章。岭南医家由此得风气之先，率先接触西方的卫生保健知识并积极引进，晚清时期岭南养生文化已开始悄然嬗变。

二、岭南药膳的特点及功效

1. 药膳讲究精致

首先，岭南药膳讲究少而精，符合道教“节食”原则。《文子·守易》云：“老子曰：古之为道者，量腹而食。”所谓量腹，就是要有所节制，如《黄帝内经》要求“饮食有节”，葛洪《抱朴子内篇·杂应》也提倡“节量饮食”，因此，“食不过饱”和“饮不过多”是道教一向的主张。岭南饮食讲究日常以吃好为原则，绝不求多，宁可少食多餐，绝不求过量，更不会暴饮暴食，颇合道教“节食”原则。

2. 口味清淡

岭南饮食讲究清淡，符合道教“淡味”要求。《保生要录》云：“淡胜咸。”《备急千金要方》卷二十七称：“咸则伤筋，酸则伤骨，故每学淡食。”《云笈七签》卷三十二《杂修摄部一》也指出，食要“去肥浓，节咸酸”，无不体现道教崇尚淡味。岭南饮食讲究清淡，爱吃白粥就是一个典型的例子。白粥是补充水分的上好食品，宋朝张耒在《宛丘集·粥品》中阐述了吃粥的好处："每日起，食粥一大碗，空腹胃虚，谷气便作，所补不细，又极柔腻，与肠胃相得，最为饮食之妙诀也。"苏东坡曾与好友吴子野谈过食粥问题，后写下《养生论》："吴子野劝食白粥，云能推陈致新，利膈益胃。粥后一觉，妙不可言也。"南宋诗人陆游甚至认为食粥可以致仙，其《食粥》诗云："世人个个学长年，不悟长生在目前。我得宛丘平易法，只将食粥致神仙。"陆游谓食粥可致神仙，虽然有点夸张，但经常食用，确能起到养生延年的作用。如《云笈七签》卷六十云："每日平旦，食少许淡水粥，或胡麻粥，甚益人，治脾气，令人足津液。"岭南白粥清淡可口，兼有清热去湿、治疗脾虚之功效，令人百吃不厌，食用极富营养价值。岭南饮食讲究清淡，不光体现在味道上，在烹饪上也多用蒸、氽、灼等方法，保持食物的原汁原味，力求在清中求鲜，在淡中求美。例如岭南人吃鸡，要食白切鸡；食鱼，要食清蒸鱼；食蔬菜，要食白灼时蔬。近年来，岭南还兴起"田基美食""田园时蔬""绿色食品""山水泡茶"等美食，呈现一种崇尚自然，返璞归真的岭南食风和品味。

3. 注重汤水，凉茶与老火汤广泛应用

《养生论》指出"饮食不节，以生百病"，善于养

生者，必做到饮食有节，定时定量。规律的进食时间，可以保证消化，不会破坏胃肠功能。饮食做到不饥不饱，以免损伤脾胃，才能使气血畅通，养身健体。这与岭南饮食少而精的特点不谋而合。岭南地区善于制汤，岭南的饮食文化以其特有的老火汤闻名，常以汤佐餐，饭前喝汤，带有浓郁的地方特色。岭南居民认为，岭南气候潮湿炎热，常喝汤水不仅能补充水分，且能清热去火。制汤时多加入具有滋补作用的药材，药食同源，不仅佐餐，而且养生治病。同时，饭前喝汤的习惯，能够有效抑制食欲中枢，防止过食而肥胖。

岭南人嗜好饮茶，契合道教“恬愉”追求。道教讲求恬淡、愉悦，《老子》第三十一章云：“恬淡为上。”《抱朴子内篇·论仙》也认为“恬愉澹泊”，乃“学仙之法”。岭南人日常习惯饮茶，据清嘉庆《澄海县志·风俗》记载，岭南人“嗜食茶”，往往“一杯在手，半日清谈”。人们称饮茶为“叹茶”，“叹”即享受之意，尤其是在早上，喜欢喝上几杯靓茶。在广州，流行一句口头禅：“朝朝三杯茶，免找太医家。”人们还喜欢上茶楼饮茶，有独斟独饮，自我陶醉的；有三五知己，畅怀抒情的；有生意伙伴，洽谈生意的；有一家老少，共享天伦之乐的。坐下后，服务员随即送上一壶靓茶，茶客一边品着香茗，一边吃着名点，悠哉悠哉，正所谓“水滚茶香春满座，一盅两件活神仙，雄鸡唱晓无虚席，别有风情粤海天”。活现岭南人喜欢品茶的生活情趣。

凉茶是我国粤、港、澳地区人民根据当地的气候、水土特征，在长期预防疾病与保健的过程中，以中医养生理论为指导，以中草药为原料，具有清热解毒、生津止渴、祛火除湿等功效，伴随人们日常生活的饮料。它有特定的术语指导人们日常饮用，既无剂量限制，也无须医生指导。2005年5月，凉茶被广东省文化遗产工作领导小组认定为广东省食品文化遗产；2006年5月20日，凉茶入选第一批国家级非物质文化遗产名录。西晋光熙元年（306年），东晋道学医药家葛洪南来岭南，由于当时瘴疠流行，他得以悉心研究岭南各种温病医药，以凉茶配方为载体，创造出了与凉茶配方作用相匹配的指导人们饮用凉茶的专业术语，奠定了凉茶的理论基础。清道光八年（1828年），王泽邦在广州市十三行靖远街开设了第一间凉茶店。“文革”中，凉茶文化虽遭到了严重破坏，不仅凉茶铺关门，有关凉茶的制作器具、遗址、遗迹、史料、照片等文物也所剩无几，但其在我国港、澳地区仍经久不衰。2005年，中国国内凉茶饮料不足100万吨。2006年，凉茶饮料产量实现快速增长，达到近400万吨。2010年，凉茶饮料产业达到2500万吨，超过可口可乐全球销量。

三、常见的岭南药膳

荸荠白果蛋花汤

【功效】清热解毒，除胸中实热，清热利尿，降血压，配白果，蛋花，冰糖，更有预防热毒感冒之效，且味道鲜美。

【材料】白果10粒，鸡蛋2个，荸荠15粒，冰糖适量。

【做法】荸荠去皮洗净，略切小块，白果去壳，冰糖和鸡蛋后下，煲2小时汤成。

沙葛清热汤

【功效】生津止渴，润喉，解热除烦，解毒，解酒精中毒等。

【材料】沙葛2个，瘦肉100g。

【做法】沙葛（并非粉葛）去皮切片，瘦肉切片，一起煮沸即汤成，饮汤食肉及沙葛，爽口清甜。

降压清热海带汤

【功效】降血压，降火气，除烦躁，化痰清热。

【材料】海带50g，白萝卜1条，排骨250g，海蜇皮50g。

【做法】海带洗净切段，白萝卜去皮切块，海蜇皮洗净切丝后，加盐调味，排骨洗净，全部用料同时入煲，放水4碗，煲2小时，待萝卜软稔即可饮食。

番茄猪肝汤

【功效】补肝养血，多用于贫血或浮肿，脚气。

【材料】猪肝100g，番茄100g，粟米粒100g，生姜4片。

【做法】猪肝洗净，切片，用盐、生粉、白酒拌匀，番茄洗净切片，生姜洗净，去皮切丝，粟米粒洗净。粟米粒放入锅内，加适量清水，文火煲20分钟，放入番茄、生姜煲10分钟，再放入猪肝，煮沸几分钟至猪肝刚熟，调味食用。

党参砂仁猪肚汤

【功效】理气温脾。

【材料】猪肚150g，党参15g，高良姜20g，砂仁5g，生姜20g，油盐适量。

【做法】将猪肚去掉油脂后，洗净切块备用，砂仁、党参分别洗净，高良姜和生姜磨成茸，与猪肚一起放进炖盅，加清水适量，炖盅加盖，用文火隔水炖2个小时，调味后即可饮用。

芪杜薏米乌龟汤

【功效】健脾、消肿、补肾。

【材料】乌龟1只（约300g），黄芪30g，薏米15g，杜仲10g，生姜2片，油盐适量。

【做法】先将乌龟放进热水锅内，用文火慢慢烧开，然后取出，去掉乌龟壳和内脏，洗净后斩件备用，黄芪、杜仲、生姜分别洗净备用，薏米略炒一下备用，将上述所有材料一起放进砂锅内，加适量的清水，用武火煮沸后，文火煮2个小时，调味后即可饮用。

眉豆陈皮鲤鱼汤

【功效】健脾养胃，利水消肿。

【材料】鲤鱼300g，白眉豆100g，陈皮10g，生姜少许，油盐适量。

【做法】将白眉豆、陈皮（去白）和生姜分别洗净备用，鲤鱼去掉腮和内脏后洗净，然后放进油锅中煎至稍黄即可，备用，将白眉豆、陈皮和生姜放进砂锅内，加清水用武火煮沸后，把鲤鱼放入砂锅一起煮，直到眉豆烂熟即可加调味料，随后饮用。

怀山党参红枣泥鳅汤

【功效】健脾和胃，补气养血。

【材料】泥鳅250g，黄芪15g，党参15g，怀山药30g，红枣15g，生姜3片，油盐适量，料酒适量。

【做法】将泥鳅去头洗净备用，黄芪、党参、怀山药、红枣分别洗净，装入布袋子中，扎紧袋口，与泥鳅、生姜一起放进砂锅中，加清水，用武火煮沸后，改用文火煮1个小时，然后捞出药袋。

灵芝乳鸽汤

【功效】益气养阴。

【材料】乳鸽1只，灵芝3g，油盐适量。

【做法】乳鸽洗净，切块备用，灵芝洗净后切片，与乳鸽一起放进炖盅内，加水适量，炖盅加盖，放进锅中用文火隔水炖2个小时，饮用时加调味料即可。

鳙鱼党参汤

【功效】温补脾胃。

【材料】鳙鱼1000g，党参10g，草果2g，陈皮3g，桂皮3g，干姜3g，胡椒10粒，盐适量。

【做法】将鳙鱼去掉内脏和腮，洗净备用，党参、草果、陈皮、桂皮、胡椒和干姜分别洗净，与鳙鱼一起放进砂锅中，加清水适量，用武火煮开，改用文火煮至鱼肉熟烂，放盐调味即可饮用。

川党参杏仁鸭汤

【功效】滋阴润肺。

【材料】老鸭半只，党参10g，熟地10g，北杏仁5g，油盐适量，料酒少许。

【做法】鸭子洗净后斩件，杏仁用开水烫去衣备用，党参、熟地分别洗净备用。将材料一起放进砂锅中，加清水适量，用大火煮沸后，改用文火继续煮2～3个小时，调味后即可饮用。

鹌鹑党参怀山汤

【功效】滋养肝肾，补益脾胃。

【材料】鹌鹑1只，党参10g，怀山药20g，油盐适量。

【做法】将鹌鹑去掉内脏，洗净后切成块备用，党参、怀山药分别洗净，与鹌鹑一起放进砂锅内，加清水适量，用武火煮沸，再用文火继续煮1小时，最后加料调味即可。

茅根猪肚汤

【功效】清热去湿，利水消肿。

【材料】猪小肚500g，白茅根50g，玉米须50g，红枣适量，油盐适量。

【做法】将猪小肚去掉肥油脂后切开，用盐、油、生粉揉搓，再用水冲洗干净，放进开水锅中煮片刻，取出后用冷开水冲洗一下，白茅根、玉米须、红枣（去核）洗净。将所有材料一起放进开水锅内，用武火煮沸后改用文火煮2～3个小时，调味后即可饮用。

黄芩猪肺汤

【功效】清热宣肺，化痰止咳，平喘。

【材料】酒黄芩15g，苏子6g，生姜10g，猪肺500g，食盐、大蒜、葱段、酱油、味精各适量。

【做法】将猪肺洗净，放入沸水中氽去血水，切成块备用，酒黄芩、苏子、生姜用布包好，一同放人砂锅中炖煮，至熟烂后，加入味精即成。

楞子牡蛎鸡肝汤

【功效】养肝安神。

【材料】鸡肝2副，瓦楞子10g，生牡蛎25g，姜片少许，油盐适量。

【做法】将鸡肝和瓦楞子、生牡蛎分别洗净，与姜片一起放进砂锅内，加清水后用武火煮沸，再用文火煮1个小时，最后加调味料就可直接饮用。

五味子人参猪脑汤

【功效】养阴滋补。

【材料】猪脑1副，人参5g，麦冬20g，五味子5g，枸杞子20g，生姜适量。

【做法】将猪脑和人参、麦冬、五味子、枸杞子和生姜分别洗净，一起放进炖盅内，加适量的开水，炖盅加盖后用文火隔水炖2个小时，调味后即可饮用。

黄豆猴头菇鸡汤

【功效】健脾益气，去湿。

【材料】鸡肉250g，黄豆150g，猴头菇200g，茯苓30g，红枣适量，油盐适量。

【做法】将鸡肉洗净后切块备用，黄豆用清水浸泡，洗净后备用，猴头菇用温开水泡软之后切成薄片备用，茯苓、红枣（去核）分别洗净，将上述材料一起放进砂锅内，加清水适量，用武火煮沸后改用文火煮3个小时，以黄豆糜烂为度，调味后即可饮用。

枣莲猪骨汤

【功效】补中益气、补脾、养血。

【材料】猪脊骨1具，大枣150g，莲子100g，木香3g，甘草10g。

【做法】将猪脊骨洗净砍碎，大枣去核，莲子去心，木香、甘草用纱布包好。同放砂锅内，加水适量，文火炖煮3个小时，即可分顿食用。以喝汤为主，亦可吃肉、枣和莲子，可常服食。

五味子丹参瘦肉汤

【功效】滋阴养血，宁心安神。

【材料】瘦猪肉100g，五味子30g，丹参15g，油盐适量。

【做法】将瘦猪肉洗净后切块备用；五味子、丹参分别洗净与瘦猪肉一起放进砂锅内，加清水适量，用武火煮沸后改用文火煮1个小时，调味后即可饮用。

党参羊肚汤

【功效】温中补虚，散寒止痛。

【材料】羊肚500g，党参30g，胡椒12g，陈皮8g，生姜2片。

【做法】羊肚先用盐洗擦腌制片刻，再用清水洗干净切片，放入汤锅内用沸水煮几分钟，捞出用冷水冲洗一下，胡椒研碎，陈皮刮净，生姜洗净与羊肚党参一齐放到汤锅内，加水适量，用中火煲至见蒸气改文火，继续煲2小时，调味供用。

四、岭南药膳的应用原则

药膳具有保健养生、治病防病等多方面的作用，在应用时应遵循一定的原则。药物是祛病救疾的，见效快，重在治病；药膳多用以养身防病，见效慢，重在养与防。药膳在保健、养生、康复中有很重要的地位，但药膳不能代替药物疗法，各有所长，各有不足，应视具体人与病情而选定合适之法，不可滥用。中医讲辨证施治，药膳的应用也应在辨证的基础上选料配伍，如血虚的病人多选用补血的食物大枣、花生，阴虚的病人多使用枸杞子、百合、麦冬等，只有因证用料，才能发挥药膳的保健作用。中医认为，人与日月相应，脏腑气血的运行和自然界的气候变化密切相关。“用寒远寒，用热远热”，意思是说在采用性质寒凉的药物时，应避开寒冷的冬天，而采用性质温热的药物时，应避开炎热的夏天，这一观点同样适用于药膳。人的体质、年龄不同，用药膳时也应有所差异，小儿体质娇嫩，选择原料不宜大寒大热，老人多肝肾不足，用药不宜温燥，孕妇恐动胎气，不宜用活血化瘀之品，这都是在药膳中应注意的。

不同的地区，气候条件、生活习惯有一定差异，人体生理活动和病理变化亦有不同，有的地处潮湿，饮食多温燥辛辣，有的地处寒冷，饮食多热而滋腻，而广东饮食则多清凉甘淡，在应用药膳选料时也是同样的道理。

岭南地区受地理气候的影响，当地居民多为湿邪疾病所困，因此岭南药膳在功效上偏重于祛风除湿，形式上则多为汤饮、凉茶、粥类和药酒等，以达加快吸收的效果。

五、常见病的药膳治疗

（一）妇科

岭南妇科崩漏食疗方中，出现频次最多的食物为酒、粳米、醋、猪肾、红枣、桂圆、荸荠、阿胶、乌梅、莲子、白扁豆、藕。阿胶最先记载在《神农本草经》中，为补血止血之要药，是驴皮去毛后在高温条件下水解，加入豆油、冰糖熬制而成的胶块状物质。阿胶性甘，味平，具有滋阴润燥，补血止血的作用，为血肉有情之品。现代研究表明，阿胶含有赖氨酸、甘氨酸、苏氨酸、丝氨酸等20种氨基酸，同时含有钾、钙、铁、铜、镁等27种矿物质，以及有利于人体的微量元素。赖氨酸、苏氨酸能促进血红蛋白的生成，铁元素能补血，铜元素可以促进铁吸收和造血过程。阿胶的有效成分是干细胞微环境的物质，有异源诱导物质的特点，能促进干细胞的增殖分化，从而调节造血微环境。

酒在我国已有几千年的历史，古代凡是重大的祭祀活动都有祭酒仪式，古人认为“酒是百药之长”，甚至是一种医治百病的神灵之药。清朝陈士铎在《本草新编》中提到酒："少饮有节，养脾扶肝，驻颜色，荣肌肤，通血脉，厚肠胃……此酒之功也。"我国传统医学认为酒的功效为舒筋活络，止痛祛寒，温通经脉，宣导药势。肾气虚弱，封藏失司，冲任不固，不能调摄经血，或瘀阻冲任，旧血不去，新血难安，发为崩漏。酒能温通经脉，促进血液运行，调节气血平衡，气血调达，冲任二脉汇聚脏腑气血下达于胞宫，胞宫藏泻有期，故月经来潮正常而不发为崩漏。

藕为睡莲科多年生水生草本植物，多为泥土栽培，其种植面积及产量远高于其他水生蔬菜。藕的营养价值高，含有丰富的碳水化合物、维生素、矿物质、鞣质等，可生食，亦可作烹饪佳肴，又具有营养保健的作用，为日常餐饮中常见的蔬菜。《神农本草经》将藕列为上品，藕与藕节皆可入药。传统医学认为，藕性平，味甘、涩，具有止血消瘀、清热生津、止呕止渴的作用。鲜用可清热凉血，养血益气，收敛作用较强；煅炭可消瘀止血，止血不留瘀。阴虚内热，扰动血海，冲任失约，迫血妄行而为崩漏。如《傅青主女科·血崩》云："冲脉太热而血即沸，血崩之为病，正冲脉之太热也。"若阴虚内热，食用藕能清热凉血，使血海蓄溢正常，冲任二脉可正常制约经血，故而月经正常。瘀血瘀滞于胞宫、冲任，冲任不固，血液循行于脉外，而致崩漏。藕不仅能活血祛瘀，调畅血液运行，还能起到止血作用。

岭南妇科胎漏、胎动不安食疗方剂中出现19味食物，其中阿胶出现次数最多，其次是甘草，糯米、鸡蛋、酒、葱白各出现2次，鸡肉、鸡肝、桂圆、黑大豆、赤小豆、豆豉、茯苓、生姜、秫米、荷叶、墨鱼、莲子、鳢鱼。

（二）男科

常见男科疾病，如性功能障碍、男性不育、前列腺炎等疾患，给予中药治疗的同时，辅以药膳，不但可以提高疗效、缩短病程，更因其味美可口，提高了患者服用率和持续时间。岭南药膳，针对不同的体质，采用温阳、益气、滋阴、清热、化痰作用的药材，特色明显，现举例如下：

龟鹿枸杞炖鸡肉

【功效】龟胶性平味咸甘，有滋阴潜阳，补肾健胃的功效；鹿胶味咸，性微温，有补肾阳益阴血的作用。枸杞子性平味甘，能益阴补血益精明目。

【材料】龟胶6g，鹿胶6g，枸杞子6g，鸡肉150g，姜片适量、蜜枣1个。

【做法】将活鸡宰杀去毛，冲洗干净切块，再与洗净的药材、姜枣放入炖盅内，加清水300mL，隔水武火炖2个小时即成。

【适用人群】肾精亏损者，症见少精，弱精，死精而伴有腰膝酸软，头晕耳鸣，阳痿，遗精，尿频，肢冷，脉迟无力。

红参苓术炖牛腱

【功效】红参味甘微苦性平，能大补元气，补脾益肺，生津安神，为治疗虚劳内伤第一要药，凡一切气血津液不足之症皆可应用；云苓味甘淡性平，健脾利水，宁心安神；白术味甘微苦，性温，健脾燥湿，利水，安胎；牛腱性平味甘，能补益中气。

【材料】红参3g，云苓8g，白术3g，牛腱150g，姜片适量。

【做法】将牛腱洗净切片，再与洗净的药材一同放进炖盅内，加清水300mL，隔水炖2个小时即成。

【适用人群】脾胃虚弱者，症见身倦乏力，饮食减少，面色无华，口唇淡白，腹胀，纳呆，大便稀溏，舌淡苔白，脉弱无力。脾胃虚弱所致气血不足，导致的阳痿、早泄等。

木耳玫瑰炖瘦肉

【功效】木耳味甘性平，涩，可清热养阴，和血消滞；玫瑰花味甘，微苦，可利气行血，散瘀止痛；佛手味辛苦，性温，有理气和胃、行气止痛的作用；猪瘦肉味苦性平，能滋阴润燥，配而用之可避行气药燥劫之弊。

【材料】木耳6g，玫瑰6g，佛手6g，瘦肉150g，姜片适量，蜜枣2个。

【做法】将瘦肉冲洗干净切片，再与洗净的木耳、玫瑰花、佛手、姜枣放入炖盅内，加清水300mL，隔水武火炖2个小时即成。

【适用人群】肝气郁结者，症见婚久不育，精神抑郁，寡言少欢，或性急烦躁易怒，胸胁胀满不适，易叹息，嗳气不舒，舌淡苔白，舌边尖红，脉弦细等，由此导致的不育、阳痿、早泄等。

蝎子田七炖瘦肉

【功效】蝎子味辛性平，能解毒散结，息风止痛；田七味甘微苦，性温，能散瘀血，消肿止痛；丹参味苦性微寒，能活血化瘀，凉血消痛；猪瘦肉味甘咸平，具有滋阴润燥的功效。合而为汤能使瘀散血通。

【材料】饲养生蝎子10g，田七5g，丹参10g，瘦肉150g，姜片适量，蜜枣2个。

【做法】将瘦肉冲洗干净切片，生蝎子飞水，再与洗净的田七、丹参、姜枣放入炖盅内，加清水300mL，隔水武火炖2个小时即成。

【适用人群】瘀血阻络者，症见婚久不育，睾丸或腹股沟处疼痛，时易牵引至少腹，会阴，甚至刺痛，阴囊下坠，青筋暴露，盘曲，甚或触之若蚯蚓团，或局部有肿块，触之疼痛，舌暗黑或有瘀斑，苔薄白，脉涩或弦紧，由此导致的慢性前列腺炎，睾丸炎等属于瘀血内阻者。

车前草绵陈炖猪横脷

【功效】车前草味甘性微寒，有利水通淋，清热明目的作用；绵陈味苦性微寒，能清热利湿退黄；猪横脷味甘性平，有滋脾胃，清虚热，止消渴的作用；扁豆味甘性温，补脾而不腻，化湿而不燥，是补脾化湿之良药，合而为汤则有清湿热而不伤脾之效。

【材料】车前草15g，绵陈15g，扁豆10g，猪横脷一条，姜片适量，蜜枣2个。

【做法】将猪横脷洗净切块，车前草、绵陈、扁豆洗净与姜枣放入炖盅内，加清水300mL，隔水武火炖2个小时即成。

【适用人群】精室湿热者，症见口苦乏味，小便黄赤频数，甚或尿痛，余沥不尽，阴囊湿痒，便时滑精，会阴部胀滞不适，舌红苔黄腻，由此导致的不育、阳痿、早泄等。

沙参玉竹炖水鸭

【功效】沙参味甘微寒，能养阴润肺，益胃生津；玉竹味甘性微寒，亦有养阴润肺，益胃生津的作用；水鸭味甘咸性平，能滋阴养胃，补气利水，与沙参玉竹合用则更显其滋阴清热的作用，现代研究表明沙参具有免疫调节及抗衰老作用，是很好的药膳药材。

【材料】沙参10g，玉竹10g，水鸭150g，姜片适量。

【做法】将水鸭宰杀去毛切块飞水，再与洗净的沙参、玉竹、姜片放入炖盅内，加水300mL，隔水炖2个小时即成。

【适用人群】虚热内扰者，症见口苦口干，心烦梦多，眠差，手足心热，尿黄短赤，会阴不适，舌红苔少或有裂纹，脉弦细数等，由此导致的不育、慢性前列腺炎等。

（三）高血压

三七首乌粥

【功效】三七以根部入药，其性温，味辛，具有显著的活血化瘀、消肿定痛功效。三七主治咯血，吐血，衄血，便血，崩漏，外伤出血，胸腹刺痛，跌扑肿痛。

【材料】三七5g，何首乌50g，大米100g，红枣2枚，白糖适量。

【做法】将三七、何首乌洗净，放入砂锅内煎取浓汁，将大米、红枣、适量白糖放入砂锅中，加水适量，先煮成稀粥，放入药汁，轻轻搅匀，文火烧至翻滚，见粥汤浓稠停火，盖紧焖5分钟即可。

【用法】每周食用1～2次。

轻身莲藕片

【功效】莲藕微甜而脆，可生食也可做菜，药用价值相当高，它的根根叶叶，花须果实，无不为宝，都可滋补入药。用莲藕制成粉，能消食止泻，开胃清热，滋补养性。

【材料】柴胡5g，山楂10g，莲藕200g，糖、醋、盐适量。

【做法】将柴胡，山楂煎后去渣，取汁50mL；将糖、醋、药汁、盐混匀，调好味，加水30mL；莲藕切片放入汁中浸泡10分钟后，用旺火将藕片炒熟；加上味汁略煮出锅，装盘即可。

【用法】每周食用1～2次。

党参红枣茶

【功效】党参有增强免疫力，扩张血管，降压，改善微循环，增强造血功能等作用，此外对化疗放疗引起的白细胞下降有提升作用。

【材料】党参10g，红枣10g，盐适量。

【做法】党参、红枣洗净一起下锅，加入清水，大火10分钟烧开后，转文火慢炖20分钟，熟后酌加油盐调味，即可服食。

【用法】每周食用1～2次。

赤豆鲤鱼汤

【功效】赤小豆有利水消肿，解毒疗疮的作用，对于水肿胀满，湿热黄疸，痈肿热有一定疗效。

【材料】活鲤鱼800g，赤小豆50g，陈皮10g，草果6g。

【做法】将活鲤鱼去鳞、鳃、内脏；赤小豆、陈皮、草果填入鱼腹，放入盆内，加适量料酒、生姜、葱段、胡椒，食盐少许，上笼蒸熟即成。

【用法】每周食用1～2次。

（四）糖尿病

玉米须煲瘦肉

【功效】玉米须有利尿，利胆，止血，降低血糖的作用。

【材料】玉米须30g，瘦猪肉100g。

【做法】将玉米须、瘦猪肉洗净备用，锅内加水，放入玉米须和瘦猪肉炖煮，煮熟后加入盐调味即可。

【用法】每周食用1～2次。

（五）失眠

人参枣仁汤

【功效】枣仁含有生物碱、多种氨基酸和金属元素等成分，能起到宁心安神，补中养肝，敛汗等作用，对虚烦不眠，惊悸怔忡，体虚自汗等病症有较好的治疗效果。

【材料】人参5g，茯神15g，酸枣仁10g，瘦肉100g。

【做法】前三药与瘦肉同煲，人参可用三次。

【用法】代茶饮。

柏子仁炖猪心

【功效】柏子仁具有养心安神，润肠通便，止汗的功效。用于阴血不足，虚烦失眠，心悸怔忡，肠燥便秘，阴虚盗汗。

【材料】柏子仁15g，猪心1个。

【做法】将猪心洗净剖开，将柏子仁放入猪心内，入砂锅，加水适量，隔水炖熟即可。

【用法】代茶饮。

花生叶赤豆汤

【功效】赤豆有利水消肿，解毒疗疮的作用，对于水肿胀满，湿热黄疸，痈肿热毒等均可应用，水肿，泻痢黄疸多用之。

【材料】鲜花生叶15g，赤豆30g，蜂蜜2汤匙。

【做法】将花生叶、赤豆洗净，放入锅中，加适量水置火上煎汤，调入蜂蜜即成。

【用法】代茶饮。

（六）疲劳

五指毛桃红枣炖瘦肉

【功效】健脾补肺：五指毛桃性温，入脾经、肺经、肝经，具有健脾补肺的药用价值，适用于脾虚乏力、肺虚久咳、消化不良等症。增强免疫力：研究证明五指毛桃富含活性成分补骨脂素，补骨脂素具有抗病毒、抗菌、抗肿瘤等作用，可以显著提高机体免疫力。止咳化痰：五指毛桃富含的天然成分，可以消炎杀菌，能够显著改善气管炎、咽喉炎等引起的咳嗽症状，而且能化痰，保持呼吸道畅通。行气利湿：五指毛桃可以改善脾胃不和，增强脾脏的升发功能，促进体内气体的运行，达到行气利湿的功效，尤其适用于脾虚水肿者和慢性肝炎患者。

【材料】猪瘦肉400g，五指毛桃200g，红枣5个。

【做法】将五指毛桃浸泡后洗净备用，猪瘦肉出水放压力锅内，放入五指毛桃和红枣，加6碗水，用小火焖约45分钟即可，可在饮用前加盐调味。

天麻炖瘦肉

【功效】天麻具有息风止痉，平抑肝阳，祛风通络的功效。主治肝风内动，惊痫抽搐，眩晕，头痛，肢体麻木，手足不遂，风湿痹痛等。

【材料】天麻10g，猪瘦肉50g。

【做法】天麻洗净备用；猪瘦肉焯水后，清洗干净备用，天麻和猪瘦肉一起下锅，加入清水，武火10分钟烧开后，转文火炖20分钟；熟后酌加油盐调味，即可服食。

【用法】每周食用1～2次。

山药薏米粥

【功效】山药可以健脾，补肺，固肾，益精。治脾虚泄泻，久痢，虚劳咳嗽，消渴，遗精、带下，小便频数，补脾养胃，生津益肺，补肾涩精，用于脾虚食少，久泻不止，肺虚喘咳，肾虚遗精，带下，尿频，虚热消渴。麸炒山药补脾健胃，用于脾虚食少，泄泻便溏，白带过多。

【材料】山药60g，薏米30g。

【做法】山药去皮洗净备用；薏米清水浸泡1小时，薏米与山药一同下锅，加入清水，武火10分钟烧开后，转文火炖30分钟，捞出即可服食。

【用法】每周食用1～2次。

木耳烧豆腐

【功效】木耳质地柔软，口感细嫩，味道鲜美，风味特殊，而且富含蛋白质、脂肪、糖类及多种维生素和矿物质，有很高的营养价值，可与动物性食物相媲美，现代营养学家盛赞其为“素中之荤”。

【材料】黑木耳15g，豆腐60g，葱15g，蒜15g，花椒1g，辣椒3g，菜油适量。

【做法】木耳泡发，豆腐切大块，将锅烧热，下菜油，烧至六成热时，下豆腐；煮十几分钟，再下木耳翻炒，最后下辣椒、花椒、葱、蒜等调料，炒匀即成。

【用法】每周食用1～2次。

杜仲羊肾汤

【功效】杜仲可补肝肾，强筋骨，安胎。治腰脊酸疼，足膝痿弱，小便余沥，阴下湿痒，胎漏欲堕，胎动不安，高血压。

【材料】杜仲10g，五味子5g，羊肾1对，姜，葱，盐，料酒适量。

【做法】羊肾洗净去筋膜后切片，杜仲、五味子洗净包好，锅内加水煮约1小时后放入羊肾片，加入调料再煮30分钟，去药包调味即可服食。

【用法】每周食用1～2次。

生晒参田七茶

【功效】田七又名三七，具有化瘀止血，活血定痛的功效。主治出血症，跌打损伤，瘀血肿痛等。

【材料】生晒参10g，田七5g。

【做法】生晒参、田七清洗干净备用，生晒参和田七一起下锅，加入清水，武火10分钟烧开后，转文火炖20分钟，熟后即可服食。

【用法】每周食用1～2次。

羊肉枸杞汤

【功效】羊肉补体虚，祛寒冷，温补气血；益肾气，补形衰，开胃健力；补益产妇，通乳治带，助元阳，益精血。

【材料】羊腿肉1000g，枸杞子20g，生姜12g，料酒、葱段、大蒜、食盐、花生油、清汤各适量。

【做法】羊肉去筋膜，洗净切块，生姜切片，待锅中油烧热，倒进羊肉、料酒、生姜、大蒜、葱段煸炒，炒透后，倒入砂锅中，加清水适量，放入枸杞子，用武火烧沸，再改用文火煨炖，至熟烂后，加入调料即可食用。

【用法】每周食用1～2次。

芹菜红枣汤

【功效】芹菜具有平肝清热，祛风利湿，除烦消肿，凉血止血，解毒宣肺，健胃利血，清肠利便，润肺止咳，降低血压，健脑镇静等功效。

【材料】芹菜5个，红枣10个。

【做法】芹菜、红枣清洗干净备用，红枣和芹菜一起下锅，加入清水，武火10分钟烧开后，转文火炖20分钟，熟后即可服食。

【用法】每周食用1～2次。

蚌肉苦瓜汤

【功效】蚌肉具有养血安神，软坚消肿之功效，主治烦热失眠，心神不安，瘰疬。

【材料】苦瓜250g，蚌肉100g。

【做法】将活蚌放清水中养2天，漂后取蚌肉；锅内放入生蚌肉，苦瓜；大火烧开后，转小火慢炖20分钟，熟后酌加油盐调味，即可服食。

【用法】每周食用1～2次。

（七）易感冒人群

黄芪童子鸡

【功效】强壮身体：日常多喝黄芪水，精神可以变得更好，气短的情况也会逐渐消失，能够有效增强身体免疫力，预防感冒。增强心肌收缩力：喝黄芪水除了强壮身体之外，还加强心肌收缩力，能够有效地预防身体循环出现衰竭的情况。治疗脾气虚证：喝黄芪水的好处有很多，其中还包括了防治脾气虚证。常见的脾气虚症状主要表现为人体精神倦怠、气短、痰多等情况。防治高血压：喝黄芪水，能够消除水肿、降低血压。

【材料】童子鸡1只，黄芪9g，葱、姜适量。

【做法】童子鸡洗净；纱布袋包好黄芪，与童子鸡一同放入锅内；在锅中加姜、葱及适量水煮汤，待童子鸡煮熟后；加入盐、黄酒调味，即可食用。

【用法】每周食用1～2次。

萝卜饮

【功效】中医认为，萝卜性凉，味辛甘，无毒，入肺经、胃经，能消积滞、化痰热、下气、宽中、解毒，治食积胀满、痰嗽失音、肺痨咯血、呕吐反酸等。萝卜具有很强的行气功能，还能止咳化痰、除燥生津、清热解毒、利便。

【材料】白萝卜。

【做法】白萝卜适量，切片煎汤，加食醋少许，趁热饮。

【用法】每周食用1～2次。

蜂蜜蒸百合

【功效】蜂蜜主治脘腹虚痛、肺燥咳嗽、肠燥便秘、目赤、口疮、溃疡不敛、风疹瘙痒、水火烫伤、手足皲裂。

【材料】百合120g，蜂蜜30g。

【做法】蜂蜜，百合搅拌均匀，蒸熟即可。

【用法】每周食用1～2次。

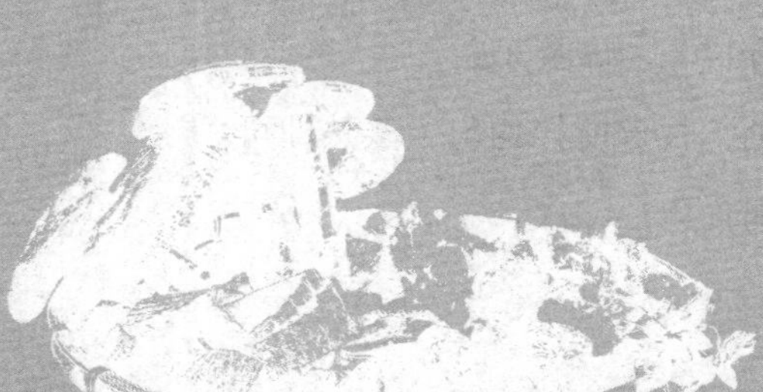

第三章　体质养生

一、体质学说

体质学说是中医理论体系的重要组成部分，1978年中医体质学说在王琦和盛增秀《略论祖国医学的体质学说》论文中比较明确地提出。随着第一部中医体质研究专著《中医体质学说》的出版，中医体质学说的概念得到确定——中医体质学说是以中医理论为主导，研究人类各种体质特征、体质类型的生理、病理特点，并以此分析疾病的反应状态、病变的性质及发展趋向，从而指导疾病预防和治疗的一门学说。中医学的各项学说中包含大量关于体质的理论，《中医体质学说》把这些理论加以总结和发展，开始形成中医学的体质学说。中医体质学说提出：形成不同体质的因素有先天、年龄、性别、精神、生活条件及饮食、地理环境、疾病、体育锻炼、社会因素等。体质因素与发病原因有很大的相关性，个体体质的特殊性，往往导致对某种致病因子或疾病的易感性。疾病的性质和病理过程，与患者的体质关系密切。疾病的演变往往取决于机体内部阴阳矛盾运动的倾向性，其中包括机体平素阴阳盛衰、阴阳动静等情况和趋势，由此而规定病势发展和阴阳表里寒热虚实的八纲类型。根据中医基本理论，结合临床体质调查，提出了正常质、阳虚质、阴虚质、湿热质、气虚质、痰湿质、瘀血质等九种临床体质分型设计。临证必须注意素禀特点，年龄长幼、男女之别、生活条件、地区差异等体质因素，重视体质与治病求本的关系，认识体质是同病异治、异病同治的重要物质基础，以及体质差异与针刺和药物的耐受性、反应性的关系，体质与用药宜忌的关系等。中医体质学说还认为，探讨体质的本质应与研究阴阳学说、脏腑经络的实质相结合，与探讨八纲和机体反应性的关系相结合。有关中医体质的概念，是指人体生命过程中，在先天禀赋和后天获得的基础上所形成的形态结构、生理功能和心理状态方面综合的、相对稳定的固有特质，是人类在生长、发育过程中所形成的与自然、社会环境相适应的人体个性特征，这一定义已写入全国19所中医院校及相关科研院所共同编写的《中医体质学》创新教材。

二、历史渊源

中医体质学术发展进程分为以下六个时期。

（一）先秦至西汉时期——中医体质理论的初步形成

这一时期，中医体质学术发展的代表性事件是《黄帝内经》的问世。该书分为《素问》和《灵枢》两部分，各八十一卷。书中全面总结了秦汉以前中医学的早期成就，不仅确立了中医学的理论体系，且持续影响中医界两千多年，至今仍被奉为中医学的圭臬，是习医者必读、必通的经典。《黄帝内经》理论体系的形成经历了一个漫长的历史时期。根据史料记载可以认为，其思想和理论萌芽于新石器时代的晚期，发展形成于商周时期尤其是奴隶社会逐渐解体，向封建社会过渡的春秋战国时期，最后的确立是以《黄帝内经》的问世作为标志，其编撰完成的时间大约应在西汉中后期。作为我国现存最早的一部医学经典著作，书中蕴含了大量关于中医体质学术的内容，对人类个体及群体的体质特征、体质差异、体质形成、体质变化、体质类型、体质与疾病的易感性、体质在诊断中的意义、体质对遣方用药的影响、体质与养生、体质与疾病预防等理论要素进行了论述，初步奠定了中医体质学术理论的基础，成为中医体质理论初步形成的源头。

1.《黄帝内经》体质学术思想

《黄帝内经》认为，人体体质的形成秉承于先天，得养于后天。既受先天遗传及胎养因素影响，又和后天的自然环境、饮食结构、性别、年龄、社会环境、心理状态等因素有密切的联系。正是由于这些因素不同，从而形成了个体体质的差异性。

（1）先天因素对体质形成的影响：在先天禀赋与体质形成的关系上，《黄帝内经·灵枢·天年第五十四》认为，人之始生，“以母为基，以父为楯”，父母的生殖之精结合形成胚胎，禀受母体气血的滋养而不断发育，从而形成了人体。人体的形体结构是体质的形态学基础，因此《黄帝内经·灵枢·决气第三十》中说“两神相抟，合而成形”。父母生殖之精的盈亏盛衰和体质特征决定着子代禀赋的厚薄强弱，影响其体质，因此人自出生就存在着个体体质和人群体质特征的差异。正如《黄帝内经·灵枢·寿夭刚柔第六》中所说：“人之生也，有刚有柔，有弱有强，有短有长，有阴有阳。”“形有缓急，气有盛衰，骨有大小，肉有坚脆，皮有厚薄，其以立寿夭。”另外，在先天性因素对体质形成的作用上，养胎、护胎也是很重要的环节。《黄帝内经·素问·奇病论》中指出：“胎病，此得之在母腹中时，其母有所大惊，气上而不下，精气并居。”说明孕妇在妊娠期间的饮食起居、生活环境、意外伤害等均可影响胎儿的生长发育和对疾病的易感性，使个体体质的发育呈现出某种倾向性。孕妇应该“食甘美”“调五味”以保证孕母及胎儿充分的营养。正如《黄帝内经·素问·藏气法时论》所说：“五谷为养，五果为助，五畜为益，五菜为充，气味合而服之，以补精益气。”

（2）后天因素对体质形成的作用：自然环境包括地理环境和气象因素在内，是体质特征形成的重要因素。正如恩格斯在《自然辩证法》中所指出的：“在从化学过渡到生命以后，首先应当阐述生命赖以产生和存在的条件，因而首先应当阐述地质学、气象学等等，然后才阐述生命的各种形式本身，如果不这样，这些生命形式也是不可理解的。”研究人体体质的形成，更应当结合特定的地理环境、气候因素才能得出正确的结论。《黄帝内经·素问·宝命全形论》中说“人以天地之气生，四时之法成”，说明人类是自然界长期进化的结果，其生命过程必然受到整个物质世界诸多因素的制约和影响，而且人生活在特定的地理、气候环境中，自然因素的长期影响必然使不同时空条件下的群体在形态结构、生理功能、心理行为等方面产生适应性变化，因而不同地域人群的体质特征也就各不相同。

（3）饮食因素：饮食五味是维持机体生命活动的基本条件。科学的饮食习惯，合理的膳食结构，全面而充足的营养，可以增强人的体质。《黄帝内经·素问·六节藏象论》中指出，“天食人以五气，地食人以五味……味有所藏，以养五气，气和而生，津液乃成，神乃自生”。反之，若饮食失宜，就会影响脾胃功能，造成阴阳气血的失调，或某些营养物质的缺乏，进而使人体体质发生不良改变。对此，《黄帝内经·素问·五藏生成》中举例说：“多食咸，则脉凝泣而变色；多食苦，则皮槁而毛拔；多食辛，则筋急而爪枯；多食酸，则肉胝䐢而唇揭；多食甘，则骨痛而发落。”脾胃为后天之本，人们长期的饮食习惯以及相对固定的膳食结构，可通过脾胃的运化影响脏腑气血阴阳的盛衰偏颇，从而形成稳定的功能趋向和体质特征。《黄帝内经·素问·异法方宜论》中认为长期的饮食习惯可影响群体体质，是形成地域人群间体质差异的重要原因。如东方“鱼盐之地”“其民食鱼而嗜咸”“鱼者使人热中，盐者胜血，故其民皆黑色疏理，其病皆为痈疡”；西方“其民华食而脂肥，故邪不能伤其形体，其病生于内”；北方“其民乐野处而乳食，藏寒生满病”；南方“其民嗜酸而食胕，故其民皆致理而赤色，其病挛痹”。此外，《黄帝内经》中还特别强调嗜食肥甘、饮食失节等不良饮食习惯是造成体质偏颇的重要原因，《素问·奇病论》中提到“肥者令人内热，甘者令人中满”。《素问·上古天真论》中更是明确指出“以酒为浆”是导致“半百而衰”的重要原因之一。

（4）年龄因素：体质不是一成不变的，会随着年龄增长而发生变化。就个体来讲，随着生命过程的展开，其体质也会表现出一定的变化规律，人的一生在不同年龄阶段会有不同的体质特征。

关于青年时期的体质：《黄帝内经·素问·上古天真论》中描述道：“（女子）二七而天癸至，任脉通，太冲脉盛，月事以时下，故有子；三七，肾气平均，故真牙生而长极；四七，筋脉坚，发长极，身体盛壮。”“（男子）二八，肾气盛，天癸至，精气溢写，阴阳和，故能有子；三八，肾气平均，筋骨劲强，故真牙生而长极；四八，筋骨隆盛，肌肉满壮。”也就是说青年时期气血渐盛，肾气旺盛，机体发育渐趋成熟，是人体生长发育的鼎盛时期。在《黄帝内经·灵枢·天年第五十四》中对此也有所描述：“二十岁，血气始盛，肌肉方长，故好趋；三十岁，五藏大定，肌肉坚固，血脉盛满，故好步。”这里以“好趋”“好步”概括了青年时期肾气渐旺，发育渐趋成熟以至壮盛，因而表现出生机蓬勃、肌肉丰满强劲、健壮善动的体质生理特征。

关于中年时期的体质：《黄帝内经·灵枢·天年第五十四》中提出：“四十岁，五藏六府十二经脉，皆大盛以平定，腠理始疏，荣华颓落，发颇斑白，平盛不摇，故好坐。”也就是说到了中年阶段，人体的脏腑经脉功能都接近或达到最佳状态，同时，人体体质也开始出现转折的征兆，反映出生气逐渐衰退的迹象，脏腑气血由盛极转向渐衰，肌表腠理开始疏松，面部光泽有所减退，头发出现斑白，行为特点表现为“好坐”等。

关于老年时期的体质：一方面，老年人脏腑功能衰退，阴阳气血俱衰，尤其是肾精亏虚成为老年体质的基本特点。正如《黄帝内经·素问·上古天真论篇第一》中所说的“七八，肝气衰，筋不能动，天癸竭，精少，肾藏衰，形体皆极，则齿发去”。在《黄帝内经·灵枢·天年第五十四》中也有类似的表述：“七十岁，脾气虚，皮肤枯。八十岁，肺气衰，魄离，故言善误。九十岁，肾气焦，脏枯，经脉空虚。百岁，五脏皆虚，神气皆去，形骸独居而终矣。”另一方面，老年人营卫气血衰弱、运行不畅，是其体质的又一大特点。对此，《黄帝内经·灵枢·天年第五十四》中提出“六十岁，心气始衰，苦忧悲，血气懈惰，故好卧”。《黄帝内经·灵枢·营卫生会第十八》中也指出“老者之气血衰，其肌肉枯，气道涩，五藏之气相搏，其营气衰少而卫气内伐……”

（5）性别差异因素：体质还会因性别的差异而呈现出不同的变化规律。《黄帝内经·素问·上古天真论》以肾精肾气盛衰为主，论述了在人的生长、发育、生殖、衰老这个生命过程中，男性与女性之间存在着“男八女七”的个体体质的差异，男性每个过程的周期要比女性的长，并且提出男性的衰老始于肾，女性的衰老始于阳明的观点。另外，《黄帝内经·灵枢·五音五味第六十五》在概括女子体质的特点时明确指出：“今妇人之生，有余于气，不足于血，以其数脱血也。”即认为妇女因为有经、孕、产、乳的生理特点，数脱于血，因而体质特征是气盛血虚。

（6）社会环境因素：社会的发展变迁，使人类的生存环境、生活习惯、社会习俗、饮食结构等具有迥然不同的特征，因此不同历史条件下人类的体质也就自然表现出与其所处时代相适应的变化趋向。《黄帝内经·素问·上古天真论》中观察到“上古之人，春秋皆度百岁，而动作不衰；今时之人，年半百而动作皆衰”的现象。《黄帝内经·素问·移精变气论》中则具体论证了造成这种体质“古今之异”的原因所在：“往古人居禽兽之间，动作以避寒，阴居以避暑，内无眷慕之累，外无伸宦之形，此恬憺之世，邪不能深入也。”而“当今之世不然，忧患缘其内，苦形伤其外，又失四时之从，逆寒暑之宜，贼风数至，虚邪朝夕，内至五脏骨髓，外伤空窍肌肤”。此外，《黄帝内经·素问·上古天真论》中还指出，由于不同社会地位和经济状况而形成的生活环境的差异，对体质的形成和改变也具有重要的影响。那些曾经历过“尝贵后贱”“尝富后贫”“暴乐暴苦，始乐后苦”的人，很容易出现体质虚衰的情况，“身体日减，气虚无精”“精气竭绝，形体毁沮”也就是说，从优越到衰败，从富有到贫穷，只要是波动起伏较大，就会影响到其体质和适应能力。

2. 体质分型理论

《黄帝内经》不仅对人体体质的形成及其表现特征有着比较全面的认识，还对人体体质的差异现象进行了探讨。《灵枢·论痛第五十三》中指出人体的“筋骨之强弱，肌肉之坚脆，皮肤之厚薄，腠理之疏密，各不同……肠胃之厚薄坚脆亦不等”，说明个体在结构上有着明显的差异。《黄帝内经》时代的医家们，通过对人的形、色、体、态、神诸方面的观察，以“以表知里”“司外揣内”作为基本研究方法，根据阴阳五行理论、人体的形态结构以及心理特征等不同的角度，对人类的体质进行了多种不同的分类。

3. 根据阴阳学说划分体质类型

根据人体阴气与阳气多少、盛衰不同作为分类依据，《黄帝内经·灵枢·行针第六十七》和《黄帝内经·灵枢·通天第七十二》分别将人分为四种体质类型和五种体质类型。根据阴阳之气盛衰的不同以及不同类型的人对针刺得气反应的不同，将体质分为“重阳之人”“颇有阴”“多阴而少阳”以及“阴阳和调”四种类型。但是对不同体质类型的人的行为和形态表现描述较少，只对“重阳之人”的部分形态、机能和行为特点加以描述，如“重阳之人，熇熇高高，言语善疾，举足善高，心肺之藏气有余，阳气滑盛而扬，故神动而气先行”。也就是说，重阳之人，其气就像火热一样炽盛，讲话流利，趾高气扬，心肺二脏阳气充盛，阳气滑利旺盛容易宣发，所以情绪易激动，针刺时尚未进针，局部已有感应。根据阴阳含量的多少，并结合个体的行为表现、心理性格及生理功能等将体质分为五类，即“多阴而无阳”的“太阴之人”“多阴少阳”的“少阴之人”“多阳而少阴”的“太阳之人”“多阳少阴”的“少阳之人”以及“阴阳之气和”的“阴阳和平之人”，同时指出“凡五人者，其态不同，其筋骨气血各不等”。这五种类型体质的人在形态、功能、心理以及对外界适应能力等方面的差异性，在一定程度上揭示了人体某些生命现象的本质特征。以“太阳之人”为例，这种体质类型的人，生理特征是“多阳而少阴”；心理特征是“居处于于，好言大事，无能而虚说，志发于四野，举措不顾是非，为事如常自用，事虽败而常无悔”；行为特征是“其状轩轩储储，反身折腘”。也就是说“太阳之人”阳气偏盛，随遇而安，好说大话，自信，失败而不后悔，趾高气扬，挺胸抬头。

4. 根据五行学说划分体质类型

以五行属性进行体质分类是《黄帝内经》中最系统而全面的体质分类法。运用阴阳五行学说，根据人的皮肤颜色、形态特征、生理功能、行为习惯、心理特征，对环境的适应调节能力，对某些疾病的易罹性和倾向性等各方面的特征，划分出“木”“火”“土”“金”“水”五种基本体质类型。

木型体质：“其为人苍色，小头，长面，大肩，背直，身小，手足好。有才，劳心，少力，多忧，劳于事。能春夏，不能秋冬，秋冬感而病生。”也就是说这种体质的人皮肤苍色，小头，长面，两肩宽阔，背部挺直，身体弱小。为人勤劳，有才能，好劳心，体力较弱，多愁善感。

火型体质：“其为人赤色，广，锐面，小头，好肩背髀腹，小手足，行安地，疾心，行摇，肩背肉满。有气，轻财，少信，多虑，见事明，好颜，急心，不寿暴死。能春夏，不能秋冬，秋冬感而病生。”也就是说这种体质的人赤色皮肤，脸形瘦尖，小头，肩背髀腹匀称，身材矮小，手足小，步履稳重，对事物的领悟较快，走路时肩背摇动，背部肌肉丰满。多气而性格急躁、轻财，缺乏信心，身体虚弱，认识事物清楚，喜欢漂亮，短寿而突然死亡。

土型体质：“其为人，黄色，圆面，大头，美肩背，大腹，美股胫，小手足，多肉，上下相称，行安地，举足浮安。心好利人，不喜权势，善附人也。能秋冬，不能春夏，春夏感而病生。”也就是说这种体质的人黄色皮肤，圆面，大头，肩背丰厚，腹大，腿部壮实而修长，手足小，肌肉丰满，身材匀称，步履稳重，动作轻盈。内心安定，助人为乐，独立性较强，不依附权势，广交朋友。

金型体质：“其为人，方面，白色，小头，小肩背，小腹，小手足，如骨发踵外，骨轻。身清廉，急心静悍，善为吏。能秋冬，不能春夏，春夏感而病生。”也就是说这种体质的人方正面，白色皮肤，小头，肩背小，腹部平坦，手足小，足跟坚厚而大，好像有小骨生在足跟外面一样，骨轻。为人清白廉洁，性情急躁但刚强，办事认真，果断利索。

水型体质："其为人，黑色，面不平，大头廉颐，小肩，大腹，动手足，发行摇身，下尻长背，延延然。不敬畏，善欺绐人，戮死。能秋冬，不能春夏，春夏感而病生。"也就是说这种体质的人黑色皮肤，面部不光整，大头，颊腮清瘦，两肩狭小，大腹便便，手足好动，行路时身摇，尻骨长。禀性无所畏惧，善于欺骗人，以致常因杀戮致死。此外，该篇中在五行属性分类的基础上，又与五音（角、徵、宫、商、羽）相结合，根据五音太少、阴阳属性以及手足三阳经的左右上下、气血多少的差异，将上述木、火、土、金、水五型中的每一类型再分为五个亚型，即成为"五五二十五"种体质类型，即"阴阳二十五人"。

5. 依据人体的形态和功能特征划分体质类型

形体的强弱、胖瘦是体质差异的重要外在表现形式，而不同的形态结构特征必然伴随着生理功能的差异性。《黄帝内经·灵枢·逆顺肥瘦第三十八》和《黄帝内经·灵枢·卫气失常第五十九》两篇均以人体外在的形态结构特征结合内在的生理功能对体质进行分类。根据体形的肥瘦和年龄的壮幼，把体质划分为"肥人""瘦人""常人"三种类型，并根据常人的不同体质特征，将其进一步划分为"端正敦厚者""壮士真骨者"以及"婴儿”等不同体质类型。如“（肥人）广肩，腋项肉薄，厚皮而黑色，唇临临然，其血黑以浊，其气涩以迟”“瘦人者，皮薄色少，肉廉廉然，薄唇轻言，其血清气滑，易脱于气，易损于血”。一般体形的人则“端正敦厚者，其血气和调”。壮士则“坚肉缓节，监监然，此人重则气涩血浊……劲则气滑血清”。至于“婴儿者，其肉脆，血少气弱”。将肥胖的人按皮肤纹理及皮下肌肉的特性进一步分为“膏”“肉”和“脂”三种类型，并且指出这三种人的体态结构、气血多少、寒温的特征各不相同。膏型体质的人“䐃肉不坚”“多气而皮纵缓，故能纵腹垂腴”“其肉淖而粗理者身寒，细理者身热”；肉型体质的人“多血”“皮肉不相离”“身体容大”；脂型体质的人“血清，气滑少”“䐃肉坚，皮满”“其身收小”，其中“细理者热，粗理者寒”。

6. 根据人的心理特征划分体质类型

《黄帝内经·灵枢·论勇第五十》中根据人格心理特征在勇怯方面的典型差异，将体质分为“勇”和“怯”两种类型，并论述了“勇士”和“怯士”两种体质类型的人在外部特征、心理特征以及脏腑组织的形态结构等方面的差异。如“勇士者，目深以固，长衡直扬，三焦理横，其心端直，其肝大以坚，其胆满以傍，怒则气盛而胸张，肝举而胆横，眦裂而目扬，毛起而面苍”“怯士者，目大而不减，阴阳相失，其焦理纵，短而小，肝系缓，其胆不满而纵，肠胃挺，胁下空，虽方大怒，气不能满其胸，肝肺虽举，气衰复下，故不能久怒”。《黄帝内经·素问·血气形志》中还根据心理特征的差异，将体质划分为五种形志类型，即体质的“五形志”特征：“形乐志乐”“形苦志乐”“形苦志苦”“形乐志苦”“形数惊恐”。这里的“形”指形体，“志”指精神情志活动。形体过于劳苦为“形苦”；养尊处优，饱食，终日不劳，为“形乐”；畅怀无忧，踌躇满志为“志乐”；忧愁抑郁，劳伤心神为“志苦”；“形数惊恐”则是指屡次受到惊恐刺激的人。

《黄帝内经·灵枢·五音五味第六十五》中还以肤色差异来区别人体气血或寒热的体质差别，“黄赤者多热气，青白者少热气，黑色者多血少气。”《黄帝内经·灵枢·论勇第五十》中依据外部形态颜色的不同分类，说明体质对疾病的易感性，“黄色薄皮弱肉者，不胜春之虚风；白色薄皮弱肉者，不胜夏之虚风；青色薄皮弱肉者，不胜秋之虚风；赤色薄皮弱肉者，不胜冬之虚风”“黑色而皮厚肉坚，固不伤于四时之风；其皮薄而肉不坚、色不一者，长夏至而有虚风者，疾矣”。《黄帝内经·素问·异法方宜论》中则采用体质地域分类法，结合五方地域特征对五方之人不同的体质特征进行分类。此外，《黄帝内经·灵枢·五变第四十六》中还根据脏腑机能的强弱来划分体质类型。

（二）东汉时期——中医体质理论临床应用的初步开创

这一时期，中医体质学术发展的代表性事件是东汉末年“医圣”张仲景所写的被公认为中国医学“众方之祖”的《伤寒杂病论》著作的问世。该书问世不久，因逢乱世，遂遭散佚，后经王叔和重整，再度问世，后几经传抄，遂成多种传本。今日留存于世的宋代林亿、高保衡等校定本《伤寒论》与《金匮要略方论》，是众多传本中的一种，实际上就是《伤寒杂病论》一分为二编成的。作为我国第一部理论联系实际的中医临床巨著，《伤寒杂病论》中的许多篇目将中医体质理论应用到中医临床的各个环节上，深化了体质与发病、体质与病机、体质与诊治等方面的学术思想，使《黄帝内经》时期形成的中医体质理论，开始在临床实践中得到初步的应用。

1.《伤寒杂病论》体质学术思想

张仲景继承了以《黄帝内经》为核心的早期中医学理论，并全面总结东汉以前的临床实践经验，把两者紧密地结合起来，融理、法、方、药于一体，以辨证论治思想为核心完成了《伤寒杂病论》这部中医临床专著。该书对中医体质学术发展的贡献在于从体质类型、体质与发病，体质与辨证、体质与治法方药、体质与病证转归及预后等方面，把体质理论与临床应用结合起来，使中医体质理论在临床实践中得到了初步的应用。在《伤寒杂病论》的“辨证论治”体系中，始终贯穿着以体质为本，以调动人体自身对病邪的抵抗力，发挥人体自疗潜能为目标的主旨，充分体现了体质在疾病的发展、转归，以及治疗、预后中占主导地位的思想。

2. 对体质类型的表述

从《伤寒杂病论》的整体医学思想来看，无论是“伤寒六病”还是“内伤杂病”的发生，都是不同的体质类型与病邪相互作用所产生的不同病理表现。张仲景从长期大量的临床观察中认识到，人体体质有寒、热、燥、湿、虚、实等的偏颇，常表现为“强人”“羸人”“盛人”“虚弱家”“亡血家”“湿家”“素盛今瘦”“旧有微溏”“其人本虚”等体质差异，从而导致所发疾病偏阴、偏阳的不同表现，以及病发太阳、阳明、少阳、太阴、少阴、厥阴的差异，因而形成遣方用药上的复杂多变。“诸家”是张仲景论体质的独特内容，多指各种宿疾留存日久，导致机体的阴阳气血、脏腑经络受损而形成的各种不同病理体质，如“汗家”“淋家”“亡血家”“湿家”等。以“家”论体质，说明“家”代表着一个群体的体质，并与病证类型倾向性联系起来，最终是为临床辨证论治服务的。比如《伤寒论》第87条说：“亡血家，不可发汗，发汗则寒栗而振。”这里的“亡血家”，就是指平常经常失血的人，其阴血必虚，且气无所附而导致阳气也不足。这种体质类型的人气血俱虚，即使患有伤寒表证，考虑到“血汗同源”，也不能妄用辛温发汗法。张仲景还常用“平人”“强人”“盛人”“瘦人”以及“老小”等表示体质的强弱，并对《黄帝内经》体质理论的部分内容进行了进一步的阐发，如关于“平人”体质，《灵枢·始终第九》中认为“所谓平人者，不病”“形肉血气必相称也”。张仲景观察到“平人”也并非是绝对不病之体，他在《金匮要略·胸痹心痛短气病脉证治第九》中指出“平人无寒热，短气不足以息者，实也”，即某些“平人”，可因一时性痰饮内阻胸中，而胸膈痞塞短气。再如关于“瘦人”体质，《灵枢·逆顺肥瘦第三十八》中认为“皮生、薄色少……血清气滑，易脱于气，易损于血”，也就是说这种体质的人形态瘦小，素体阴血不足。张仲景在临床观察的基础上进一步指出，这种人易感受风寒，出现寒结或气不化水的痰饮病。他在《金匮要略·腹满寒疝宿食病脉证治第十》中提出“夫瘦人绕脐痛，必有风冷”，在《金匮要略·痰饮咳嗽病脉证并治第十二》中则说“假令瘦人脐下有悸，吐涎沫而癫眩，此水也”。

（三）三国至两宋时期——中医体质理论的进一步积累与发展

这一时期，中医体质学术的发展突出表现在许多著名医家为中医体质理论继《黄帝内经》和《伤寒杂病论》之后的进一步积累与发展做出了重要的贡献。西晋王叔和对《伤寒杂病论》的整理，以及所著《脉经》中对不同体质脉象的表述，为中医体质理论的传承与发展做出了重要贡献。隋代巢元方在其编著的《诸病源候论》中，对特禀质的描述丰富了体质病因理论。唐代孙思邈在体质与饮食养生的研究方面有着突出贡献。《颅囟经》中最早提出小儿“纯阳之体”的概念。宋代钱乙在小儿体质方面提出很多著名论点，为后世对小儿体质的认识与干预提供了临床依据。宋代陈直在其所著《养老奉亲书》中，对老年人的体质特点进行了较全面的论述。此外，宋代庞安时在《伤寒总病论》中，对体质与发病、病性及治疗的关系提出了自己的认识。所有这些，都为后世中医体质理论体系的形成与应用奠定了基础。

《诸病源候论》中的体质理论

巢元方是隋代著名医学家，曾任太医博士，后升为太医令，有丰富的临床实践经验和高深的医学理论造诣。他奉隋炀帝诏令主持编撰了《诸病源候论》五十卷，分别论述了内、外、妇、儿、五官等各科疾病的病因病理和证候。该书是我国历史上第一部系统总结疾病病因、病理、证候的专著，为历代医家所推重。

在《诸病源候论》中，关于病源、证候与体质的相关性问题有明确的阐述。如对于特禀质，《诸病源候论·漆疮候》描述说："漆有毒。人有禀性畏漆。但见漆便中其毒……若火烧漆，其毒气则厉，著人急重。亦有性自耐者，终日烧煮，竟不为害也。"同样接触到漆，有人立即面痒，继而胸、臂、腿及全身各部均搔痒肿起，用手去抓，红肿迅速蔓延，严重的通身疮毒如豆或大如杏枣，脓肿热疼痛，如果再次接触到漆，依然发病如初，这类人便是"禀性畏漆"者；而另有许多人终日烧煮漆，却反而不为之所害。对此，巢元方认为这是由于先天禀赋的差异所造成的，人无论男女大小，皆有耐漆不耐漆者。再如对于许多人身上存在的西医所说的"晕动病"也就是晕车、晕船现象，《诸病源候论·孽子小儿注车船候》指出"无问男子女人，乘车船则心闷乱，头痛吐逆，谓之注车、注船。特由质性自然，非关宿挟病也”。说明“过敏性”疾患的发生是由其先天体质禀赋所决定的，这一认识丰富了中医体质病因理论。

（四）金元时期——中医体质理论的不断创新

《四库全书总目提要·医家类》中曾指出“儒之门户始于宋，医之门户始于金元”。

这一时期，中医体质学术的发展突出表现在以“金元四大家”为代表的金元医家为中医体质理论的不断创新做出了重要的贡献。寒凉派创始人刘完素的“治病求本”思想，实际上是以体质为本的思想，他对老年体质也有新论，认为老年人多为“气衰”及“阴虚阳实”之体。攻邪学派代表张从正在体质理论的应用方面，阐述了祛邪即扶正的辨证关系，强调人体正气的重要性，还提出了“养生当论食补”的中医体质养生理论。补土派医家李杲，特别强调饮食失调对体质的影响，指出脾胃虚损是形成气虚体质的重要因素，并首创治疗调治气虚体质及治疗相关疾病的益气升阳之法。滋阴派医家朱震亨提出“阳常有余，阴常不足”的论点，明确告诫人们顾护阴精的重要性，还对阴虚体质的调治提出了明确的方法。所有这些，都推动了中医体质学术理论的不断创新和发展。

1. 刘完素的体质学术思想

刘完素（1110—1200），字守真，别号守真子，自号通玄处士，金河间（今河北河间）人，他是金代医学界最早敢于创新的一位医家，后世所称的“金元四大家”中的第一位医家。他在当时已经有较大的社会影响，师从的人较多，并形成了一个重要的学术流派“河间学派”。据清代《四库全书》记载，刘完素一生著述较多，学术价值较大的有《素问玄机原病式》《宣明论方》等。刘完素生活的时代正值战乱频繁、疫病流行，宋代政府组织编撰的《太平惠民和剂局方》在当时十分盛行，其中用药多偏于温燥，当时普遍存在的温热病很难治愈，这就为刘完素创立新说提供了大量的实践机会，通过长期临床实践的探索和理论的研究，他形成了自己的一套学术观点。他突出的学术思想是提倡“火热论”，创立了六气化火之说。他认为火热是伤寒多种证候产生的重要原因，伤寒临证时各种证候的出现大多和火热有关，而《黄帝内经·素问·至真要大论》的病机十九条中与火热有关的居多；六气之中，暑、火居其二，风、寒、湿、燥在病理变化的过程中也都能够化火生热，即“六气皆从火化”。根据这一思想，他在临证遣方用药时以清热通利为主，善用寒凉之品，一改宋代滥用温燥药物的偏弊，自成一家之言，因而后世也称之为“寒凉派”。

2. 张从正的体质学术思想

张从正（1156—1228），字子和，号戴人，金朝睢州考城（今河南兰考）人，他被后世称为金元四大家之一，为“攻邪学派”的代表人物。他的主要著作是《儒门事亲》，关于该书取名的用意，元代张颐斋在《儒门事亲·序》中解释说：“是书也，戴人张子和专为事亲者著……名书之义，盖以医家奥旨，非儒不能明，药品酒食，非孝不能备也。故曰：为人子者，不可不知医。”简而言之，就是儒者能明医理，事亲的人就应当懂得医道。《金史·本传》中指出“张从正，精于医，贯穿《素》《难》之学，其法宗刘守真，用药多寒凉，然起疾救死多取效”。也就是说，他在学术上吸收了《黄帝内经》等经典医籍的理论与临床观点，并继承了刘完素的学术思想，理论上力倡攻邪，临证中善于攻下，因此被后世称为“攻下派”。张从正将疾病产生的病因总归为外界不同邪气的侵袭，他在《儒门事亲·汗吐下三法该尽治病诠十三》中说“夫病之一物，非人身素有之也。或自外而入，或由内而生，皆邪气也”“天之六气，风、暑、火、湿、燥、寒；地之六气，雾、露、雨、雹、冰、泥；人之六味，酸、苦、甘、辛、咸、淡。故天邪发病，多在乎上；地邪发病，多在乎下；人邪发病，多在乎中，此为发病之三也”。他认为病邪是由外而内到人体的，或是由体内变化而产生的，病邪留于体内而不去，是一切疾病产后的原因，也正如《黄帝内经·灵枢·百病始生第六十六》中所提出的：“夫百病之始生也，皆生于风雨寒暑、清湿喜怒。喜怒不节则伤脏，风雨则伤上，清湿则伤下。”这些致病因素都不是人体所素有，一经致病，就应该攻治。至于攻邪的方法，他主张以《伤寒论》的汗、吐、下三法为基础，《黄帝内经·素问·阴阳应象大论篇第五》中所说“其高者，因而越之；其下者，引而竭之；中满者，写之于内；其有邪者，渍形以为汗；其在皮者，汗而发之”。当然，他并不是绝对主张只攻不补，对于体质虚弱的患者，还是要给予滋补的，他主张以食补为主。

3. 李杲的体质学术思想

李杲（1180—1251），字明之，金元时真定（今河北正定县）人，晚年自号东垣老人，他也被后世列为金元四大家之一，“补土派”代表人物。据《元史》记载，“杲六岁好医药，时易人张元素以医名燕赵间，杲捐千金从之学。”李杲师从张元素，经过数年的刻苦学习，尽得其法。晚年时在临证之余，将多年临证经验体会著述立说，创立了以“内伤脾胃”学说为主体的理论体系。因为在五行当中，脾胃属于中央土，因此他的学说也被称作“补土派”。《四库全书·总目提要》说：“医家之门户分于金元”，当时刘完素开创的河间学派和张元素开创的易水学派是中国医学史上承前启后、影响最大的两大学派。李杲学医于张元素，但对后世的影响却在其上，是当时易水学派继张元素之后的又一代表人物。李杲留给后人的医学著作主要有《脾胃论》三卷、《内外伤辨惑论》三卷、《兰室秘藏》三卷、《伤寒会要》《用药法象》《东垣试效方》等。李杲特别强调饮食失调会导致脾胃受损，进而造成体质的偏颇，提出了著名的“内伤脾胃，百病由生”的思想，他在张元素“扶养胃气”思想的基础上，强调指出“人以胃气为本”，作为“后天之本”“气血生化之源”的脾胃与元气的充沛、脏腑的健旺之间有着密切的关系。

4. 朱震亨的体质学术思想

朱震亨（1281—1358），字彦修，元代婺州义乌（今浙江义乌）人，因为世居丹溪村，人们尊称他为“丹溪先生”或“丹溪翁”。据《格致余论·序》中记载，朱震亨“三十岁时因母之患脾疼，众工束手”，而立志学医，经过五年苦学，“母氏之疾，以药而安”。36岁时，他到东阳师从许谦学习理学，这对他后来的医学思想产生了深刻的影响。40岁时，他遵许谦之意重新学医。43岁时，拜当时的著名医家罗知悌为师。罗知悌精于医术，是刘完素的再传弟子，旁通张从正、李杲两家之学，他对朱震亨既有理论的传授，又有实践的教诲，使其医术有了长足的进步，终成为一代名医。朱震亨的医学成就主要是“相火论”“阳有余阴不足论”，并在此基础上确立了“滋阴降火”的治则，倡导滋阴学说，创立了“丹溪学派”。后人将他和刘完素、张从正、李杲一起，誉为“金元四大医家”。朱震亨著书的态度十分严谨，67岁时才著成《格致余论》一书，不久又写成《局方发挥》《本草衍义补遗》流传至今，其他著作如《伤寒辨疑》《外科辨要新论》等均已散佚。另外，他的门人还将其临床经验整理编纂成《丹溪心法》，对后世影响较大。作为养阴派代表人物，他虽然受到刘完素火热理论的影响，但其对于体质的认识与生活在北方的刘完素不同。寒凉派代表人物刘完素当时生活在北方地区，风土刚燥，其人禀赋强壮，体质也偏于实热，而朱震亨生活在江浙地区，人的体质大多比较脆弱，其中富贵者多膏粱之体，酗酒纵欲，精竭火炽，贫困的人多饥寒交迫，愁肠百结，郁火内生。再加上当时《和剂局方》温燥药的盛行，无疑是雪上加霜，进一步戕伐阴液，从而导致当时阴虚体质的人较为多见。在这样的背景下，他提出了“阳常有余，阴常不足”的著名论点，以养阴为宗旨，强调顾护阴精对人体健康的重大意义。

（五）明清时期——中医体质理论临床应用的日趋成熟

这一时期，中医体质学术的发展突出表现为在众多医家的共同努力下，中医体质理论在临床上的应用日趋成熟。早期中医体质的研究，主要是对体质的形成，体质的构成要素，体质在形体、功能、心理特征方面的差异性，以及体质在群体中的表现类型等体质生理方面，与该时期的论述相比，明清时期医家们对体质的认识，在方向上出现了很大的变化，在金元医家已经取得的体质研究成果的基础上，更加侧重于研究体质与发病、体质与辨证、体质与治疗用药等的关系，往体质病理、体质诊断、体质与治疗的研究方向发展。在体质分类问题上，也转向了临床病理体质的分类法，从而使体质的分类更适合于中医临床的需要。明清医家对体质差异现象的认识，基本上传承了《黄帝内经》的思想，由于各医家所采用的认识方法不同以及思路上的差异，在对这一问题的认识上得出的结论也各不相同。但有一点是相同的，各医家都侧重于从临床的角度去观察，从体质与疾病的关系上来分析认识这一医学现象。明清时期，在以“温补学派”代表人物张介宾和“温病学派”代表人物叶桂为首的众多医家的共同努力下，中医体质理论在临床上的应用日趋成熟。

明清时期的医家们对体质的分类采用了不同的方法，但基本上都是适应临床的需要，根据临床对疾病辨证和治疗的需要而对发病人群进行分类的，基本思路是以临床应用为出发点，因此各种分类方法趋向于简单、实用，有的甚至直接以疾病的好发性，从病变类型角度来划分体质类型。这些体质分类方法总体讲都还不够严格和系统，有的甚至失之偏颇，但对于后世的体质分类研究无疑具有重要的参考价值。

1. 脏象阴阳分类法

明代著名医家张介宾在他的代表著作《景岳全书·传忠录·脏象别论》中，主要从禀赋的阴阳、脏气的强弱偏颇、饮食的好恶、用药的宜忌、气血的虚衰等方面，将体质划分为阴脏、阳脏、平脏三型："若其同中之不同者，则脏气各有强弱，禀赋各有阴阳……禀有阴阳，则或以阴脏喜温暖，而宜姜、桂之辛热；或以阳脏喜生冷，而宜芩、连之苦寒；或以平脏，热之则可阳，寒之则可阴也。"清代著名医家陈念祖发展了张介宾对体质的分类方法，在《伤寒论浅注·读法》中将体质划分为阴脏、阳脏、平脏三型，指出如果"阳脏之人"饮酒过量，就会"不觉其寒，第觉其热，热性迅发则吐血、面疮诸热证作矣"。反之，若是"阴脏之人"饮酒过量，反而会"不觉其热，但觉其寒，寒性凝滞则停饮、腹胀、泄泻诸寒邪作矣”。

2. 阴阳属性分类法

华岫云在《临证指南医案》中根据叶桂的辨证，从形态特征，肌肉的坚结与柔软以及面色、面型和肤色等方面，将体质划分为阴阳两型：“治法总宜辨其体质阴阳，斯可以知寒热虚实之治。若其人色苍赤而瘦，肌肉坚结者，其体属阳，此外感湿邪必易于化热，若内生湿邪，多因膏粱酒醴，必患湿热、湿火之症。若其人色白而肥，肌肉柔软者，其体属阴，若外感湿邪不易化热，若内生之湿，多因茶汤生冷太过，必患寒湿之症”。现代医家黄煌根据《临证指南医案》中叶桂对临床各种不同体质现象的论述，归纳总结出叶桂医案中所论的六种体质类型，分别是：①木火质。体质特点是色苍赤，形瘦而肌肉坚实，善怒喜动，能食，咽痛声嘶，易咳逆咯红，脉实，多见于少壮之人。易动火生风、伤阴。②湿热质。体质特点是形盛体丰，面垢油亮，眼筋红黄，痰黏浊，大便燥结，多见平素喜食甘肥厚味酒肉者。多发痈疽、疮疡，或肢末易有疮疾。③肝郁质。体质特点是情怀不畅，脘闷胁痛，不思纳谷，善嗳噫，月经不调，或经来即病，痛经，乳胀痛，怒则腹痛，平素喜择辛酸爽口之食，脉涩，多见于妇女及长期精神抑郁者。④阴虚质。体质特点是形瘦，脉虚细或左脉坚搏，口燥咽干，手足心热，暮夜火升，口糜，梦遗，舌红赤，春夏病甚，多有纵欲伤精或失血史。⑤阳虚质。体质特点是形躯丰溢，色柔白，肌腠疏松，脉微小，畏寒怯冷，大便滑泄，腰脊疼痛。⑥脾虚质。体质特点是形瘦色黄而枯，疲惫倦怠，胃弱少纳，膨胀便溏，气短自汗，浮肿，脉弱，多见于过劳、失血、饮食淡泊不堪者，这种体质分类方法无疑是与临床非常贴近的。

3. 阴阳虚实分类法

清代医家章楠在《医门棒喝·人身阴阳体用论》中，以阴阳量的盛旺、虚弱作为分类方法，将人体体质划分为阳旺阴虚、阴阳俱盛、阴盛阳虚、阴阳两弱四种类型，“故人禀质，各有偏胜强弱之殊，或有阳胜阳弱者，或有阴盛于阳者，或有阴阳两弱者，或有阴阳俱盛者”。他在阐述这四种体质类型的特征及临床治疗原则时指出，“治病之要，首当察人体质之阴阳强弱……如形形瘦色苍，中气足而脉多弦，目有精彩，饮食不多，却能任劳，此阳旺阴虚之质也。每病多火，须用滋阴清火。若更兼体丰肌厚，脉盛皮粗，食啖倍多，此阴阳俱盛之质。平时少病，每病多重，以邪蓄深久故也。须用重药，如大黄、芒硝、干姜、桂、附之类。寒热之药彼俱能受，以禀厚能任削伐、若用轻药，反不能效也。如体丰色白，皮嫩肌松，脉大而软，食啖虽多，每生痰涎，此阴盛阳虚之质。目有精彩，尚可无妨，如无精彩，寿多不永，或未到中年，而得中风之病。每病虽热邪，药不可过寒，更伤其阳，阳微则防其脱，热退须用温补扶阳。若更兼形瘦脉弱，饮食不多，此阴阳两弱之质。倘目有精彩，耳轮肉厚端正，其先天尚强，神清智朗者，反为大贵。若目无彩，神气昏庸，必多贫夭。凡阴阳俱弱之质，常多病，却不甚重，亦不能受大补、大泻、大寒、大热之药，但宜和平之味，缓缓调之”。

4. 其他体质分类法

清代医家周学海在《读医随笔·卷四·富贵贫贱攻补异宜其说有辨》中，以社会地位、生活方式、生活条件的不同，将人群区分为“富贵之人与贫贱之人”，这两种人群的体质特征分别是“气血之郁滞”与“正气之不足”。清末民初时，医家陆晋笙在《鲟溪医论选·论人身体气实分四种》中，依据病邪的从化规律，从病性的湿、燥、寒、热角度，把人体体质划分为湿热、燥热、寒湿、寒燥四种类型。“偏于燥热之体气”的人，“湿从热化”；而“偏于寒湿之体气”的人，则会“热从湿化”。该时期，另一位著名医家金子久的门人将其学术经验整理编成《金子久专辑·体质与禀赋嗜好与病有关》，该著作根据个体的形态特征、肤色及嗜好等方面的差异，将虚弱性体质划分为阳虚、阴虚两型："体胖丰腴，肌肤柔白，阳虚禀质显然；形瘦尖长，皮色憔悴，阴虚木火无疑。年逾弱冠，素质清癯，本非松柏贞固之姿，瘦怯之体，阴分固虚，阴虚火旺，固其常也。体质魁梧，似属阳虚，素嗜茶酒，必有内湿，湿痰偏多，阳分无有不亏也。"

（六）二十世纪七十年代至今——中医体质学理论体系构建、发展和不断完善

这一时期，在广大中医体质研究工作者持续三十年的不懈努力下，中医体质学术的发展揭开了新的篇章，伴随着中医体质学的创立，中医体质学理论体系得以构建，并得到了不断的发展，日臻完善。一般来说，一门新学科的确立，应具备以下几个前提：一是有其他学科所不能替代的研究领域，有其独特的研究内容；二是有较长时间的历史渊源和学术发展史，并且已形成较为完善的理论体系；三是有一定数量的研究人员和研究文献；四是在某一大的研究领域中具有重要的学术地位。自1978年"中医体质学说"的概念第一次被明确提出至今，广大中医体质研究工作者先后运用文献学、信息学、临床流行病学、数理统计学、心理学、遗传学、分子生物学等多学科交叉的方法进

行中医体质的研究，最终构建了中医体质学这样一门新兴的分支学科。它从无到有，从小到大，从弱到强，走过了辉煌的历程，已成为当前发展中医基础理论的突破口和创新点。

1.《略论祖国医学的体质学说》的发表——中医体质学说的提出

王琦自1977年起在国内率先开展了中医体质学说的理论、基础与临床研究。1978年7月，他与盛增秀在《新医药学杂志》上发表了《略论祖国医学的体质学说》的论文，首次明确提出了“中医体质学说”的概念。他们在文中指出“祖国医学的体质学说贯穿在中医的生理、病理、诊断和治疗学等各个方面，是辨证论治的理论基础之一。几千年来，有效地指导中医临床实践”。接下来对历代中医文献中有关体质学说的内容进行了初步的整理归纳，并第一次探讨了体质学说在发病学和治疗学上的意义，明确提出“个体体质的特殊性，往往是导致对某种致病因子或疾病的易感性的主要原因”“体质学说在治疗学上的意义，主要体现在‘治病求本’的治疗原则上”。

2. 中医体质学科概念的明确界定

2005年，全国19所中医院校及相关科研院所共同编写的全国高等中医药院校创新教材《中医体质学》的出版，标志着中医体质学完成了从学说到学科的转变，成为从中医基础理论中分化出来的新的分支学科。该教材首次明确界定了中医体质学的基本概念："中医体质学是以中医理论为指导，研究人类各种体质特征，体质类型的生理、病理特点，并以此分析疾病的反应状态，病变的性质及发展趋向，从而指导疾病预防、治疗以及养生康复的一门学科。"从这一概念表述中可以得知，中医体质学的基本内涵包括以下五个基本要素：①以中医理论为基础；②以人类体质为研究对象；③以指导疾病防治和养生康复为研究目的；④包含相关概念阐述，体质分类，疾病预防、诊断、治疗，以及现代体质研究方法等一系列重要命题的学术体系；⑤基础理论与临床相结合的学科。所谓"本"，从某种意义上来说，是指患者的体质。

三、不同体质的药膳养生

体质养生包括饮食养生、药物（药膳）调体、针灸调养、运动调养及生活方式的调养。

（一）阳虚体质养生

饮食调养：饮食的调理在养生理论中居于重要地位，如《黄帝内经·素问·上古天真论》将“食饮有节”列为养生范畴。《黄帝内经·素问·生气通天论》提倡“是故谨和五味”，名医孙思邈指出“安生之本，必资于食……不知食宜者，不足以生存也……故食能排邪而安脏腑”，王冰则将谨慎调和饮食称为“修养天真之至道”。从人体生理角度来看，人体的阴阳气血，有赖于饮食调养。水谷精微，靠脾胃的运化，化生气血津液，并输送到全身而发挥其营养作用，张景岳云“精血即形也，形即精血也”。养精血即养形体，精血来源于水谷，故《黄帝内经》明确指出“人以水谷为本”“五谷为养，五果为助，五畜为益，五菜为充”。说明人体是以饮食为基本生存保障，同时还要注意饮食种类要全面，合理搭配。

阳虚体质的人可多选择味甘、辛，性温、热、平之食物，尽量少吃或不吃生冷、冰冻之品。寒性食品对阳虚体质的影响较大，会加重形寒肢冷症状，甚至会引起腹痛腹泻。例如，冰镇饮料、冰镇果汁、新鲜水果和蔬菜，因此，以上食物要合理地科学地食用。

药物调养：《黄帝内经·素问·阴阳应象大论》中提到“形不足者，温之以气”。说明调理阳虚体质要以温补为主，而王冰的“益火之源，以消阴嗜”更强调了要补真阳之不足，能治其寒。故阳虚体质调养法则为“补肾温阳，益火之源”。代表药方为金匮肾气丸、右归丸、斑龙丸、还少丹等。常用药物有熟地、山药、山茱萸、枸杞子、菟丝子、杜仲、鹿角胶、附子、肉桂等。温壮元阳药物，有温阳与补火之别，前人认为，附子、肉桂辛热补火，犹如夏日之烈，仙灵脾、淫羊藿、巴戟天、补骨脂温阳，有如春日之暖。也有比拟说，补火如炽炭于盆，欲其大加温热，温阳如炉灰埋炭，欲其缓缓取暖。

调理阳虚体质还要注意以下两点：①温阳佐以养阴。张介宾云“善补阳者，必于阴中求阳，则阳得阴助而生化无穷”，说明在温壮元阳的同时，佐入适量补阴之品，如熟地、山茱萸等，以达阳得阴助而生化无穷。阳虚者，可阳损及阴，导致阴阳两虚，用药要阴阳相顾，切忌温阳太过，耗血伤津，转现燥热。因此，调理阳虚质时要慢温、慢补，阴阳同补，缓缓调治。②温阳兼顾。脾胃阳虚质由于脾胃之阳不振，失于温煦、腐熟，故脾胃功能较弱，饮食不易消化，如《景岳全书·杂证谟·泄泻》曰“凡脾气稍弱，阳气素不强者，一有所伤，未免即致泄泻”，提示了阳虚体质的发病倾向。调治阳虚之质，除温壮元阳外，当兼顾脾胃，只有脾胃健运，始能饮食多进，化源不绝，体质强健，亦即养后天以济先天。

针灸调养：阳虚体质的经络养生以任脉、督脉和背部膀胱经为主。任脉中神阙、气海、关元、中极这四个穴位有温阳作用，可以在三伏天或者三九天，选择一个穴位用艾条温灸。

生活方式调养：《黄帝内经》认为音乐是“和合之气”“音者，天地之和气”“律乃天地之正气，人之中声也”。音乐可调节人体阴阳，达“阴平阳秘”。音乐的阴阳之理，我们可解释为高为阳，低为阴，大调为阳，小调为阴，强为阳，弱为阴，刚为阳，柔为阴，金革之声为阳，丝木之声为阴等。音乐养生，恰是针对机体阴阳偏盛偏衰的属性，用音乐的阴阳属性来补偏救弊，从而协调阴阳平衡。对阳虚体质者，可温阳散寒，选用活跃、欢快、兴奋、激情的音乐进行调整，如《喜洋洋》《步步高》《狂欢》《解放军进行曲》《卡门序曲》等欢快乐曲。

（二）血瘀体质养生

饮食调养：饮食五味的偏嗜会导致脏腑气血阴阳失衡，引起体质的偏颇。纠正不良的饮食习惯，适当调整饮食能够改善体质的偏颇状态，调整脏腑气血的平衡，达到改善机体状态，起到防治疾病的作用。血瘀体质的形成与血液流通的状态有关，长期高脂饮食会加重血液黏稠度，导致气血流通受阻，因此血瘀体质患者应避免食用动物内脏、煎炸等高脂食物；控制饮酒，可适当饮酒但不能过量，适当饮酒可以促进血液流通，改善血瘀体质，如若饮酒过量，可引起血管收缩，血脂升高，损伤肝脏，导致瘀血证的发生；寒性收引凝滞，故应避免食用生冷食物；咸能胜血，过量的食盐摄入可以引起血脉滞涩不通，因此血瘀体质的患者应控制食盐的摄入。

在饮食上，可食用具有活血祛瘀功能的食物，以及具有行气功能的食物，如山楂、油菜、茄子、韭菜、香菇、紫菜、佛手瓜、胡萝卜、黑豆等。因酸性收引，血瘀体质患者应当忌食味苦、酸，性寒的食物，如柿子、石榴等，以及忌食可造成胀气的食物，如豆类、芋薯、甜食等。可少量常饮白酒、葡萄酒、黄酒，缓解血液瘀滞状态。日常生活中可以选用中药来代茶饮，如玫瑰花茶、凌霄花茶、月季花茶，具有活血养血、疏肝解郁的功效；亦可冲服三七粉，化瘀生新，为瘀血诸证之佳品，具有“止血不留瘀，化瘀不伤正”的特点，广泛应用于心血管疾病；丹参研磨成粉冲服，能够“破宿血，补新血”，广泛应用于各种瘀血病症。

血瘀体质患者应注意饮食清淡，食饮有节，可选用一些药膳进行调养。心血管系统疾病患者可服用山楂菊花饮、丹参饮、自制山楂糖浆、益母草粥来改善血液瘀滞状态。

山楂菊花饮：山楂10g，杭菊10g，决明子15g。上述材料稍煎煮代茶饮，连续服用三个月，具有活血平肝、清热的功效，适用于高血压病患者。

丹参饮：丹参、黄酒、白糖、蜜适量，丹参研末，每次6g，黄酒送服，每日2次，可活血养血。

山楂糖浆：山楂10个，红糖适量，将山楂打碎后加入红糖，水煎服或熬制成糖浆，具有消食和胃、通络散瘀的功效。

益母草粥：益母草汁10mL，生地黄汁40mL，钩藤5～10g，生姜汁2mL，粳米100g，单煎钩藤取汁，与粳米煮粥，待米熟时，将益母草汁、生地黄汁、生姜汁加入，熬制成粥，具有滋阴平肝、活血化瘀之功。

内分泌系统疾病患者应注意营养饮食，并保持维生素B的摄入，容易患甲状腺肿的流行地区，需要改善水质，患者要注意使用含碘食物，如海带、紫菜、海藻等；药膳可服用海带排骨汤：排骨200g，海带50g，黄酒，排骨下油锅煸炒后加入黄酒、调味品及清水，待排骨熟透后加入海带入味，佐餐食用，具有疏肝祛瘀、化痰散结的功效。

糖尿病患者日常饮食需控制糖类的摄入，可服用葛根花粉羹，葛根50g，天花粉10g，将以上两种药材研成细末，将水煮沸后加入药材，搅匀成浆糊状即可，可代早晚餐或作为主餐食用，具有止渴生津、改善血液循环的作用。

神经系统疾病患者可服用猪肉参芎汤、猪脑汤、川芎鸡蛋汤等药膳来改善血瘀状态。

猪肉参芎汤：瘦猪肉150g，丹参15g，川芎15g。三种材料一同放入砂锅中，加水调味炖煮，每日服用1次，连服半个月，具有活血散瘀的功效。

猪脑汤：猪脑1个，夏枯草15g，天麻10g，川芎10g。一同放入砂锅中，文火炖煮成稠羹状，取出药渣，每日1剂，分2～3次服用，具有疏肝理郁、活血化瘀的功效。

川芎鸡蛋汤：川芎10g，鸡蛋2个，葱5根。入砂锅同煮，鸡蛋熟后剥壳再煮片刻，吃蛋喝汤，每日1次，连服数日，可祛风散寒，活血化瘀。

消化系统疾病患者可食用药膳来改善消化系统的瘀血情况，如红花方、自制藕粉粥、温中养胃粥、丹参红花粥。

红花方：红花60g，大枣12枚，加水300mL，煎至150mL，滤出药渣，加入蜂蜜调和，每日1次温服，吃枣喝药汁，具有活血化瘀、健脾和胃的功效。

自制藕粉粥：全瓜蒌、当归粉、制乳香、炒枳壳、桃仁、制没药、路路通、藕粉等组成。以上药材打成粉末后熬制成粥，具有祛瘀生新，滋阴养脏之功，适用瘀血所致的消化系统疾病。

温中养胃粥：党参20g，红枣15枚，陈皮5g，桂圆5个，莲子10g，吴茱萸5g，粳米100g。熬制成粥服用，具有行气止痛、化瘀生新的功效。

丹参红花粥：丹参10g，红花5g，粳米100g，糖20g。将丹参、红花、粳米一同放入砂锅，清水适量，武火煮沸改文火煮30分钟，加入白糖，每日1次，具有活血通络化瘀之功。

妇科疾病的患者可食用红花黑豆汤、桃仁牛血羹、田七红花汤调补气血，改善瘀血状况。

红花黑豆汤：红花9g，黑豆90g，红糖60g。水煎服，可用于血瘀闭经。

桃仁牛血羹：桃仁12g，鲜牛肉200g。牛肉切块，与桃仁同入锅内加水500mL，加入少许盐调味煲汤，食用时去桃仁食牛肉喝汤，每日1~2次，具有行气活血化瘀的功效。

田七红花汤：田七10g，红花6g，鸽蛋10枚。鸡汤及配料适量，将鸡汤放入砂锅，放入研成细粉的田七、红花、鸽蛋及配料，熬制30分钟，每日服用3枚鸽蛋，该药膳可温补气血，活血化瘀。

运动调养：运动是健康之本，运动与人体的形态、精神、脏腑、气血有着密切的联系。运动养生即导引、武术、气功、医理为一体，保持动作、意念、呼吸等的协调性，调养形神，活血通络，增强身体机能，达到增强体魄、延年养生的作用。瘀血体质的人群，通常血液流通不畅，可通过适度运动促进全身经络气血的流通，但不适宜做高强度、高负荷的运动，会增加心血管负担，因此可选择适合自身情况的运动来协调身体各方面机能，缓解血液循环障碍，如太极拳、健身操、散步等。亦可通过导引养生术来促进气血的流通，“导引”即通过呼吸运动、肢体动作以及意念作用，达到宣通气血的作用，从而实现防治疾病保健身体的作用。小强度有氧运动可以有效地预防与控制心血管疾病的发生，现代研究表明，经过三个月小强度的有氧锻炼，可以调整植物神经系统功能，提高组织内脂肪酶的活性，并能够有效改善血液循环和代谢，具有稳定血压的作用。中医运动养生以“精气神”为主要调养特色，其运动方式丰富多姿，尤以八段锦、太极拳、五禽戏具有传统养生文化特色。

针灸调养：《黄帝内经·灵枢·九针十二原》记载，“通其经脉，调其血气，营其逆顺出入之会”，指出针灸具有温通经脉，流通气血的功能，可通过针刺、艾灸相关穴位疏通气血，缓解血瘀症状。针灸调养血瘀体质患者时，除了辨证还需要辨脏腑、辨经络。血的生成与正常运行，主要与心、脾、胃、肾有关，阳明为五脏六腑之大海，因此在调理血瘀体质时，通常会选取手足阳明经上的穴位，搭配手少阴心经，足太阴脾经，足少阴肾经。基本的选穴有内关、尺泽、委中、极泉、足三里、三阴交。气虚血瘀者，可加用血海、气海、关元来益气调血；气滞血瘀者，加用膻中、手三里行气调血；阴虚致瘀者，可加用太溪、照海来养阴调血；阳虚致瘀者，可加用肾俞、命门、关元来温阳调血；血虚致瘀者，可加用脾俞、肝俞等穴位来养血调血；痰湿致瘀者，可加用丰隆、阴陵泉等来化痰调血；气郁致瘀者，可加用期门、行间、肝俞、太冲等来理气调血；痰瘀阻络者，可酌加丰隆、中脘祛痰通络调血。针灸调理根据不同的病理特征，可通过辨脏腑来选穴，如血瘀体质所导致的心血管系统疾病，可选用心经上的腧穴，如内关、膻中，加厥阴俞、心俞，搭配间使、合谷、足三里；耳针选取神门、肾、心、皮质下及交感等穴。血瘀体质导致的消化系统疾病，可选用足太阴脾经、足阳明胃经、足厥阴肝经上的穴位，如中脘、期门、梁门、天枢、足三里等穴位，配合肝俞、胃俞、脾俞、膈俞；耳针选取脾、胃、十二指肠、神门、交感、十二指肠、皮质下等穴位。血瘀体质所导致的妇科疾病，以关元、三阴交、阴陵泉为主穴，虚证配合足三里、血海、肾俞、脾俞、气海等穴位，实证配伍太冲、中极、行间、次髎等穴位；耳针选用子宫、内分泌、卵巢、交感、皮质下等穴。《黄帝内经·灵枢·至真要大论》指出“针所不为，灸之所宜”，对于久病入络，日久不愈的患者，可适当选择灸法，增强其活血化瘀之功。

药物调养：可通过服用药物来对偏颇体质进行调整，宜选用味甘，辛温，具有活血散瘀、化瘀止血、行气益气之品。血瘀体质的人群用药宜疏利气血，一般而言应忌补涩之品，常用的药物有红花、川芎、桃仁、三七、鸡血藤、当归、丹参、皂角、蒲黄、赤芍、玫瑰花、泽兰、益母草、香附、桔梗、牛膝等。针对导致血瘀产生的原因，选用合适的方药，如寒凝血瘀者，佐以温经散寒之品，热灼血瘀者佐以清热之品，气虚血瘀者，佐以益气活血之品，痰湿阻络者，佐以化痰通络之品。针对血瘀体质的形成原因，辨证审因，选择适当的药物配伍，应遵循以下配伍原则：①气行则血行，气为血之帅。因情志等因素引起的气滞血瘀，应活血药配伍行气药使用来增强活血化瘀的作用；②气虚推行乏力而致血瘀，应以补气药配伍活血化瘀药使用；③寒凝则血瘀，因寒邪而致血瘀者，应选用性味偏于温性的活血药或配伍使用热性药物，使血得热则行；④热邪煎熬血液，热入营血煎熬血液致瘀，应选用凉血药物配伍清热之品；⑤瘀血日久，痰凝血瘀，内生癥瘕积聚，可应用破血药配伍化痰软坚散结之品，破血消积，软坚散结；⑥此类药物具有活血通经之功，部分药物具有滑胎的功效，因此妇女月经量多者或孕妇，应当慎用或忌用。

因情志不畅引起的气滞血瘀，可用柴胡疏肝散配合血府逐瘀汤加减改善气滞血瘀状态，方中柴胡、枳实疏肝理气开郁，当归、丹参养血活血，白芍益阴缓急止痛，桃仁、红花活血化瘀通络，香附、陈皮、川芎行气活血，郁金、沉香理气活血。因长期高脂饮食，脂质沉积于血管内壁，痰湿内生而引起气血运行障碍形成的血瘀体质，治疗当以二陈汤配合血府逐瘀汤加减，方中陈皮、半夏、枳实、厚朴行气燥湿化痰，苍术、茯苓、薤白利湿化痰，旋覆花、牛膝降逆化痰，桃仁、红花活血化瘀通络，当归、川芎养血行血，柴胡理气升阳。因食用寒凉之品而导致的寒血凝瘀，可用四逆汤配合血府逐瘀汤加减，方中附子、干姜、肉桂温里散寒，桃仁、红花活血化瘀通络，当归、党参、川芎养血和血，淫羊藿、牛膝、肉豆蔻、杜仲温肾助阳，调补肝肾，炙甘草补中调和。因长期生活作息不规律，熬夜、劳累导致心血损耗，气血亏虚导致的血瘀体质，可选用养心汤配合血府逐瘀汤加减治疗，方中远志、枣仁养心宁神，当归、川芎养血行血，黄芪、党参益气行血，天冬、麦冬滋阴养血，桃仁、红花活血通络，肉桂、黄连水火既济，调补阴阳。“久坐伤脾”，脾主运化，久坐缺乏运动，导致气血运行不畅易发生血瘀体质，宜选用理中汤配合血府逐瘀汤加减，理气健脾活血化瘀，方中白术、茯苓健脾渗湿，当归、川芎行气调血，黄芪、党参益气健脾，桃仁、红花活血化瘀通络，陈皮、枳实理气健脾，升麻、柴胡升举阳气，丹参、郁金养血行气，甘草益气调和。

（三）阴虚体质养生

精神调摄法：阴虚体质者性情急躁易怒，若情志过极，或暗耗阴血，或助火生热，更加重阴虚质的偏倾，应做到“恬淡虚无，精神内守”，学会喜与忧、苦与乐、顺与逆的正确对待，保持稳定的心态，也应少参加竞争胜负的文娱活动。

起居调摄法：阴虚体质者阳气易亢，故应保证充足的睡眠时间，以藏养阴气，避免工作紧张及高温酷暑的环境，同时要节制房事，惜阴保精，戒烟戒酒。

饮食调摄法：阴虚体质之人，应注意温燥、辛辣、香浓的食物易伤阴耗液，以少吃或者不吃为宜，烹饪时尽量选择焖、蒸、炖、煮，原汁原味，少放调料，不可经常吃猛火爆炒的菜肴，同时宜多食一些滋补肾阴、甘凉滋润之品，如甲鱼、鸭肉、龟、鳖、海参、鲍鱼、牡蛎、猪皮、白木耳、莲子等，也可适当配合补阴药膳调养，如莲子百合煲瘦肉、沙参玉竹老鸽汤、银耳雪梨瘦肉汤、燕窝粥等。

运动调摄法：阴虚体质者体内津液精血等阴液亏少，运动时易口渴干燥、面色潮红、小便少等，应避免高强度、高负荷的锻炼形式，避免在炎热的夏天或闷热的环境中运动，只适合做中小强度、间断性身体练习，可选择太极拳、八段锦等动静结合的传统健身项目，也可习练“六字诀”中的“呵”字功，以交通心肾。

药物调摄法：阴虚生内热，故滋阴应注意与清热法同用或滋阴润燥同用，同时注意结合填精、养血的方药。常见的汤药有：六味地黄丸、增液汤等；常用药物有沙参、麦冬、玉竹等。由于滋阴药物多性柔而滋腻，久服伤脾阳，引起纳呆、腹胀、便溏等，可酌情加陈皮、木香、砂仁等理气健脾消导之品。

针灸调摄法：基于阴虚体质易感疾病针灸调治宜用和法，和其阴阳。通常选取足三阴经和冲任二脉穴位。体针穴位有三阴交、足三里、太溪、合谷、阴郄、太冲、内关、肾俞等；耳针有肝、肾、内分泌、内生殖器、交感等穴位。另外，还有一些与津血输布代谢有密切关系的脏腑或经络也是调治阴虚体质易感疾病针灸选穴基础，如“是主津液所生病者”的大肠经穴、“津液藏焉”的膀胱经穴等。

音乐调摄法：一般选用夜曲或小夜曲、摇篮曲以及其他“柔美恬静”性质的乐曲，所选的乐曲一般具有以下特点：旋律轻柔甜美，委婉抒情或简洁流畅；节奏平稳柔慢，或似摇篮式旋律；速度徐缓，音色柔和舒展或略带深沉。

（四）痰湿体质养生

饮食养生：嗜食肥甘厚味，易生痰湿，故痰湿体质饮食应以清淡为原则。脾主运化水湿，脾失建运，则痰湿内生，故痰湿体质宜少食肥肉及甜、黏、油腻等有碍脾运的食物。可多食葱、蒜、金橘、芥末之类芳香醒脾食物，以及萝卜、海藻、海带、冬瓜、薏米等化痰利湿食物。

运动养生：适当的体育运动有助于脾的运化，但痰湿体质常因体形肥胖，易于困倦，故痰湿体质应根据自己的具体情况进行体育锻炼，如：散步、慢跑、游泳、八段锦、五禽戏，以及适合自己的各种舞蹈。运动量一开始不易过大，应循序渐进，长期坚持。

药物养生：痰湿体质者痰浊内蕴、水湿内停，可酌情服用化痰祛湿方药，如：四君子汤、二陈汤、香砂六君丸、苍术导痰汤等，常用药物有白术、苍术、防己、泽泻、荷叶、橘红等。

经穴养生：痰湿体质的经络养生应注重健脾益气、利湿化痰。选取的经络主要有任脉、足太阴脾经、足阳明胃经、足太阳膀胱经、足少阳胆经、足少阴肾经、手少阳三焦经。主要穴位有神阙、关元、水分、阴陵泉、中脘、足三里、丰隆、脾俞、三焦俞等，这些穴位可以轮换配合使用，施以按摩、针灸或艾灸，最适合采用艾条温灸，温经散寒、舒筋活血，以助化痰祛湿。

情志养生：痰湿均属体内水液停聚而成的病理产物。气能行津，气郁则津液停聚为痰湿。痰湿体质具有因郁致病的潜在倾向，痰湿体质者宜保持心境平和，及时消除不良情绪，节制大喜大悲，并培养业余爱好，转移注意力，以使气机调达，水液代谢正常。痰湿体质者居住环境宜干爽，并经常晒太阳或进行日光浴，平时多进行户外活动，但在湿冷的气候条件下，应减少户外活动，衣着应透气，以使汗出畅达避免受寒淋雨。不要贪恋床榻，避免气血不畅而加重痰湿内停。痰湿体质者宜适度劳作，不要过于安逸。过劳则损伤正气，水液代谢不利；过逸则气血不畅，津液停聚为痰湿。

（五）气郁体质养生

精神情志养生：气郁体质主要与精神情志密切相关，进行精神情志养生应做到以下两点：①心境平和。《素问·举痛论》中“思则心有所存，神有所归，正气留而不行，故气结矣”，良好的心境对于防治抑郁症具有举足轻重的作用，保持心神宁静，恬淡虚无，才能做到真气存之。故可选择一些道家、佛家、儒家的关于精神修持的方法来保持心境平和，如道家的“坐忘”能通过调身、调息、调心以达到心境平和。有研究表明，通过坐忘训练能调节情绪，改善患者焦虑及抑郁等情绪。②适度娱乐。娱乐活动也是精神情志养生的重要一环，适度的娱乐活动不仅能调畅气机，亦能使患者心情愉悦，直接或间接改善患者情志，如音乐、书法等。

饮食养生：养生餐制作简单方便，且能长期服用，对于体质的改善有较好的作用。国家卫生健康委员会多次发布了既是食品又是中药材物质管理目录，适合气郁体质的原料有丁香、山楂、代代花、佛手、栀子、砂仁、橘红、陈皮、夏枯草、西红花、玫瑰花、姜黄等。上述药食同源原料均具有理气疏肝解郁之效，现代药理学研究均表明上述原料具有一定程度的抗抑郁作用，且因其性味归经及所含营养成分不同而抗抑郁作用机制不同。此外，中医药在几千年的发展中积累了丰富的改善气郁体质的食疗药膳方，如玫瑰糕、木香饮、丹参佛手汤、麦芽山楂饮等，这些食疗药膳方，制作简单，原料易得，且价格低廉，适合长期服用。

运动养生：运动能疏通人体经络，促进气血的运行，适度的运动能帮助人们释放压力、缓解抑郁。有研究发现，有氧运动能帮助抑郁症患者释放压力，改善心境及降低抑郁症导致的焦虑，如慢跑、游泳等，而健身气功对于气郁体质的患者亦有不可忽视的作用，八段锦、五禽戏、太极拳等健身气功在长期的实践中被人们所习练、认可，不但可以强身健体，还有调畅气血、调畅情志的作用，对抑郁症患者症状有着改善的作用，能有效疏解患者焦虑、抑郁情绪。运动养生方法颇多，根据自身情况选取合理的运动，且应坚持不懈地进行下去。

针灸养生：针灸对于气郁体质的患者亦有重要的作用。针刺养生在针灸养生中发挥着主导的作用，对于气郁体质患者的普通针刺，主要以百会、太冲、三阴交为主穴，再根据患者其他症状进行穴位的加减，主穴中百会属督脉，太冲属肝经，三阴交属脾经，三者合用，具有调神理气、疏肝解郁之效。此外，电针疗法对气郁体质患者的防治亦有不错的效果。电针疗法是在传统针刺基础上，采用微量电流代替手工捻针的一种针法。有研究发现，对百会、三阴交等穴进行电针疗法，能调整亢进的下丘脑—垂体—肾上腺轴（HPA轴）功能。因此，电针疗法对气郁体质患者的防治效果可想而知。

四、不同体质的药膳举例

（一）气郁质

砂仁莱菔煲瘦肉

【功效】化湿行气：本品辛散温通，善于化湿行气，为醒脾和胃的良药。若湿浊内阻，中气不运，见脘腹胀满、食欲不振、恶心呕吐者，常与苍术、厚朴、白豆蔻等配伍。如脾虚气滞者，配党参、白术等，如香砂六君子丸。温中止泻：用于脾胃虚寒吐泻。以其能化湿行气而调中止呕，温脾止泻，可单用研末吞服，或与干姜、附子等药同用。理气安胎：用于妊娠恶阻，胎动不安。本品能行气和中而安胎。妊娠中虚气滞而致呕吐、胎动不安者，可与白术、苏梗等配伍。温肾下气：砂仁辛散性温，香而能窜，和合五脏冲和之气，有下气归源之功，故可治疗奔豚，虚火上浮之疾病。

【材料】砂仁5g，莱菔子10g，瘦猪肉一人份。

【做法】一起入锅，加水共煲汤，盐调味。

【用法】每周食用2～3次。

茉莉花粥

【功效】行气开郁：茉莉花具有理气止痛方面的功效，而现代药理研究表明，茉莉花所含的挥发油性物质是其行气止痛的主要成分，可缓解胸腹胀痛，下痢里急后重等病状。舒缓情绪：现代药理研究还表明，茉莉花具有安定神经，让人情绪更加稳定的作用，因而对于精神紧张的人群，喝点茉莉花茶有助于神经松弛，稳定情绪，解除不良的情绪带来的影响。清除口臭：茉莉花本身具有芬芳的气味，还具有抗菌作用，清新口气的同时，还可以抗口腔溃疡，此外，茉莉花中含有的氟对预防龋齿也有一定的作用。辅助减肥：喝过茉莉花茶的朋友常会出现肚子特别容易饿的情况，这是由于茉莉花有效成分中分解脂肪的作用非常强，可起到解除油腻，帮助消化以及减肥作用。

【材料】茉莉花5g，粳米一人份。

【做法】将茉莉花用水煮开后捞出，入粳米煮粥，调味食用。

【用法】每周食用2～3次。

菊花玫瑰茶

【功效】缓解情绪：玫瑰花茶可改善情绪问题，同时能够温养心肝血脉。多喝玫瑰花茶可以起到镇静作用，也可以改善失眠问题。活血化瘀：主要是用于调理女性生理问题，比如说痛经、月经不规律等，都可以用玫瑰花茶来改善。疏肝去火：如容易产生烦闷易怒情绪，同时伴随眼红口干，以及便秘等症状，可以多喝玫瑰花茶来缓解上火情况。理气养血：玫瑰花茶本身具有理气养血功效，长期饮用会有不错的效果。

【材料】玫瑰花3g，金盏花2g，杭菊花2g，薄荷叶1g。

【做法】用沸水冲泡。

【用法】代茶酌量饮用，可常服。

（二）湿热质

海带绿豆汤

【功效】海带中含有非常丰富的碘元素，而碘含有甲状腺合成的重要物质，如果人体碘元素过少，就会出现脖子粗大的问题。利尿消肿：海带中大量的甘露醇有利尿消肿的作用，可防治肾功能衰竭、老年性水肿、药物中毒等。减少放射性疾病：海带胶质能促使体内的放射性物质随同大便排出体外，从而减少放射性物质在人体内的积聚，也减少了放射性疾病的发生概率。御寒：海带还有御寒的作用，冬天怕冷的人经常食用，可有效地提高自身的御寒能力。

【材料】海带250g，绿豆100g，白糖适量。

【做法】海带切碎，与绿豆、白糖一同入锅，加水适量，煮熟即可。

【用法】每周食用2～3次。

玉米须茶

【功效】玉米须可以增加氯化物排出量，对各种原因引起的水肿均有一定的疗效。扩张末梢血管：玉米须对末梢血管有扩张的作用，有较弱的降压作用。促进胆汁的排泄：可以作为利胆药物，用于没有并发症的慢性胆囊炎或胆汁排出障碍的胆管炎。抗过敏：可以用于治疗荨麻疹和哮喘等。解毒作用：可用于治疗乳腺炎等。加速血液的凝固：提高血小板的数目，能够抗溶血，可以作为止血药和利尿药，应用于膀胱和尿路结石，用于急性溶血性贫血。

【材料】玉米须30g。

【做法】玉米须加水适量，煎煮取汁。

【用法】代茶酌量饮用，可常服。

薏米绿豆粥

【功效】清热解毒，消暑，利水，治暑热烦渴，水肿，泻利，丹毒，痈肿，解热药毒。

【材料】薏米30g，绿豆30g，大米50g。

【做法】薏米洗净浸泡20分钟，绿豆、大米洗净，锅内放水，放入薏米、绿豆、大米，武火煮30分钟即可。

【用法】每周食用1～2次。

（三）阴虚质

乌梅生津茶

【功效】乌梅具有敛肺，涩肠，生津，安蛔之功效，常用于肺虚久咳，久泻久痢，虚热消渴，蛔厥呕吐腹痛。

【材料】乌梅1枚，麦冬5枚。

【做法】将材料置杯中，开水沏泡，代茶饮。

【用法】每周食用1～2次。

枸杞山药粥

【功效】山药能补脾胃亏损，治气虚衰弱、消化不良、遗精、遗尿及无名肿毒等。

【材料】枸杞子10g，山药20g，小米30g。

【做法】枸杞子、山药、小米洗净，加水适量，熬粥服。

【用法】每周食用1~2次。

玉粉杞子蛋

【功效】玉竹具有养阴润燥，生津止渴之功效，常用于肺胃阴伤，燥热咳嗽，咽干口渴，内热消渴。

【材料】天花粉10g，枸杞子10g，玉竹10g，鸡蛋1个。

【做法】天花粉、枸杞子、玉竹煎水后去滓，将鸡蛋打入，搗匀，上锅蒸15分钟即可。

【用法】每周食用1~2次。

莲子百合煲瘦肉

【功效】帮助睡眠：莲子内大量的生物碱有强心安神的功效，有帮助长期失眠的人睡眠的作用。补脾止泻：莲子内含有的棉子糖，对于久病等身体虚弱的人是十分温和的滋补品，可调理脾胃。去火祛斑：带芯的莲子可以清心去火，祛除雀斑。预防癌症：莲子可以补气，补五脏不足，通经脉，其所含的氧化黄心树宁碱可以预防鼻咽癌的发病。

【材料】莲子20g，百合20g，瘦猪肉100g。

【做法】以上原料洗净加水适量同煲，调味服用。

【用法】每周食用1～2次。

西洋参茶

【功效】提高免疫力：西洋参作为补气保健首选药材，可以促进血清蛋白合成、骨髓蛋白合成、器官蛋白合成等，提高机体免疫力，抑制癌细胞生长，有效抵抗癌症。促进血液活力：长服西洋参可以降低血液凝固性，抑制血小板凝聚，抗动脉粥样硬化并促进红血球生长，增加血色素。治疗糖尿病：西洋参可以降低血糖，调节胰岛素分泌，促进糖代谢和脂肪代谢，对治疗糖尿病有一定辅助作用。

【材料】西洋参5g。

【做法】西洋参片放入杯中，加入沸水盖好，泡约10分钟后服用。

【用法】每周食用1～2次。

（四）痰湿质

陈皮粥

【功效】保养胃部：如果因为胃气不足、胃寒而引发胃胀以及拉肚子等症状，可以用陈皮泡茶喝，能起到一定缓解效果。消炎：喉咙发炎出现痛痒症状，把陈皮和金银花搭配泡茶喝，能消除炎症，让症状尽快消失。消除油腻：在煮肉汤时，由于方式方法不正确，很容易油腻，口感不佳，喝完以后容易造成脂肪堆积身材肥胖，这时可添加适量陈皮，既能提鲜，也可减少油腻。活血养颜：陈皮可以起到一定滋补身体作用，让消化功能和吸收功能更好，让皮肤更加健康，达到细腻皮肤的作用。

【材料】陈皮15g，大米一人份，油、盐少许。

【做法】先煎陈皮，去渣取汁，与大米同煮为稀粥，油盐调味。

【用法】每周食用2～3次。

金盏花茯苓化痰茶

【功效】茯苓药性平和，利水渗湿而不伤正气，可以有效缓解小便不利，水肿，体内湿寒等症状。安养心神：

茯苓可以安养心神，临床上中医常常使用茯苓来帮助病人调理心神不安、心悸失眠、抑郁、多梦等症状。调理痰湿：茯苓可以排解体内的湿气，对于脾虚、痰湿患者有很好的治疗作用。抗肿瘤：茯苓多糖对肿瘤有一定的抑制作用，可以控制肿瘤患者的症状，使用茯苓作为辅助治疗手段对抗肿瘤。

【材料】金盏花2g，茯苓5g，桂花0.5g，柠檬2g，陈皮3g。

【做法】加水适量，煎取药汁。

【用法】代茶酌量饮用，可常服。

（五）气虚质

人参鸡汤

【功效】降血糖：人参中含有人参皂苷和人参多糖，人参皂苷有明显的降血糖作用，人参多糖（或糖肽类）是人参中另一类降血糖成分。增强机体免疫：人参内含有可以调节人体免疫功能的活性成分，有帮助免疫低下的人提高免疫的作用。抗肿瘤：人参中的人参皂苷、人参多糖、人参烯醇类、人参炔三醇和挥发油类物质，对肿瘤有一定的抑制作用。调节中枢神经系统：人参能调节中枢神经系统，改善大脑的兴奋与抑制过程，使之趋于平衡，能提高脑力劳动与体力劳动的能力，提高工作效率，并有抗疲劳的作用。

【材料】药用人参40g，鸡1只，干蘑菇5个，酒、盐少许。

【做法】将鸡清洗干净后，去头、爪、内脏，沥净肚膛内水分。干蘑菇水发后，去蒂切两瓣。将鸡装在大碗内，腹部向上，放入蘑菇，人参，加入1杯酒，再注入没过鸡身的热水。将碗放入烧开的蒸锅内，蒸2个小时以上。中途可将人参取出，切成薄片，再放入锅内。待鸡肉蒸至可用筷子插透时取出。

注：人参分白参和红参两种，红参有使血压升高的作用，所以患有高血压的患者，应放少量的参或改用白参，低血压者可使用红参。

【用法】每周食用2～3次。

小米红枣山药粥

【功效】健脾益胃：山药有利于脾胃消化吸收的功能，含有淀粉酶，多酚氧化酶等物质，性质属平和的药食之品，无论是脾阳亏还是胃阴虚，都可以食用。滋肾益精：山药含有多种营养素，有强健机体，滋肾益精的作用。肾亏遗精，妇女白带多、小便频数等症，皆可服之。益肺止咳：山药含有皂苷、黏液质，有润滑、滋润的作用，故可益肺气，养肺阴，治疗肺虚痰嗽久咳之症。降低血糖：山药里面含有粘连蛋白，这种成分有降低血糖的作用，所以山药也可以用于治疗糖尿病，是糖尿病人食疗非常棒的食材。

【材料】大米50g，小米50g，大枣5粒，山药150g，水1000mL。

【做法】山药去皮，切成小块，大米、小米、大枣洗净备用。将食材一同倒入高压锅，盖上锅盖，按煮粥健煮20分钟，等待自然消气即可。

【用法】每周食用2～3次。

黄芪红枣圆肉煲乌鸡

【功效】宁心安神：桂圆含有矿物质铁，能促进血红蛋白再生，可以用来治疗气血两虚和心脾两虚引起的失眠、心悸，具有养心安神的作用。养颜抗衰老：桂圆营养丰富，含有丰富的蛋白质、脂肪、糖类、有机酸、粗纤维、多种维生素及矿物质等，可以提高抗氧化酶的活性，因此对于抗衰老有一定的作用。开胃健脾：桂圆中含有一种可以驱除肠叶寄生虫及血吸虫的成分，有助于增强食欲，消除食欲不振、肢倦乏力等症。

【材料】黄芪20g，龙眼肉10g，红枣10g，乌鸡肉适量。

【做法】将食材洗净共入锅内，加水适量，煲至乌鸡肉熟烂，盐调味。

【用法】每周食用2～3次。

（六）阳虚质

巴戟菟丝子饮

【功效】用于阳痿遗精，宫冷不孕，月经不调，少腹冷痛，风湿痹痛，筋骨痿软。

【材料】巴戟10g，菟丝子10g，红糖15g。

【做法】巴戟、菟丝子洗净放煲内，加水适量，煮开片刻，去渣取汁，加入红糖再煮至糖溶化即可。

【用法】每日1剂，连服2～3日。

核桃山药芡实粥

【功效】用于遗精滑精，遗尿尿频，脾虚久泻，白浊，带下。

【材料】山药100g，芡实50g，核桃仁30g，粳米100g，大枣6枚。

【做法】将以上食材入锅，加水煮成粥即可。

【用法】温热服食，每周食用2～3次。

生姜羊肉汤

【功效】补体虚，祛寒冷，温补气血；益肾气，补形衰，开胃健脾；补益产妇，通乳治带，助元阳，益精血。

【材料】羊肉500g，生姜50g。

【做法】将羊肉片去筋膜，切成小块，先入沸水中飞水2分钟，除去血水，捞出沥水后放入锅内，加入姜片，加水煮约50分钟至羊肉熟烂即成。

【用法】饮汤吃肉。每周食用1次。

（七）平和质

山药扁豆粥

【功效】扁豆花有红白两种，豆荚有绿白、浅绿、粉红或紫红等色。嫩荚作蔬食，白花和白色种子入药，有消暑除湿、健脾止泻之效。

【材料】山药30g，白扁豆10g，粳米50g，白糖少许。

【做法】将粳米淘洗干净，山药切片，白扁豆洗净，放入锅内，加水适量，置武火上烧沸，再用文火熬煮至八成熟时，加入白糖，继续熬煮至熟即可。

【用法】每周食用1～2次。

（八）特禀质

太子参煲瘦肉

【功效】健脾养胃：太子参可以补益脾肺、益气生津，治肺虚咳嗽、脾虚食少、心悸、水肿、消渴、颈椎疲劳，用于脾气虚弱、胃阴不足、食少体倦、口渴舌干、肺虚燥咳、咽干痰黏、气阴不足、失眠等。提高免疫力：太子参中含有太子参多糖，多种氨基酸和矿物质，能明显提高机体的免疫功能，改善心肺功能，常服用太子参可以增强体质。止血：太子参具有升高红细胞以及血红蛋白数量的作用，并且能够明显缩短出血的时间，起到很好的止血作用。

【材料】太子参15g，瘦肉100g。

【做法】将太子参和瘦肉放入锅内，加水煲汤，调味服用。

【用法】每周食用1～2次。

红枣炖鸡汤

【功效】健脾益胃：脾胃虚弱，腹泻，倦怠无力的人，每日吃红枣七颗，或与党参、白术共用，能补中益气，健脾胃，达到增加食欲，止泻的功效；红枣和生姜、半夏同用，可治疗饮食不慎所引起的胃炎，如胃胀、呕吐等症状。补气养血：红枣是补养的佳品，平时多吃红枣可以提升身体的元气。养血安神：女性躁郁症，哭泣不安，心神不宁等，用红枣和甘草，可起到养血安神，舒肝解郁的功效。缓和药性：红枣常用于药性剧烈的药方中，以减少烈性药的副作用，并保护正气。如“十枣汤”用大枣缓解甘遂、大戟、芫花等泻药的毒性，保护脾胃不受伤害。

【材料】红枣20g，鸡肉100g，生姜2片。

【做法】将食材洗净放入砂锅内，加水后调味，隔水炖熟。

【用法】每周使用1～2次。

（九）血瘀质

丹参茶

【功效】改善心脑血管功能：丹参中的活性成分对于改善心脑血管功能、扩张血管、增加血液流量都有很好的促进作用，所以丹参经常被用于治疗心脑血管疾病。加速受损组织的恢复：当人们的心脑血管出现问题之后，在治疗的过程中，会对人们的心脑血管造成很大的伤害，丹参对于促进受损组织的恢复和改善身体的血液循环都有着很好的效果。杀菌：丹参中能够提取到丹参酮，这种物质对于常见的葡萄球菌和大肠杆菌等细菌有很强的杀灭作用，所以身体因为细菌感染而出现炎症时，也可以使用丹参来调理。

【材料】丹参9g，绿茶3g。

【做法】将丹参片与茶叶以沸水冲泡15分钟。

【用法】代茶酌量饮用，可常服。

川芎煮鸡蛋

【功效】抗菌功效：川芎对于抑制细菌有显著作用，一般来说川芎对大肠杆菌、沙门氏菌等有很好的抑制作用，同时对于日常生活中所患的伤寒等，也有缓解作用。镇静功效：川芎挥发油少量时，对动物大脑的活动具有抑制作用，而对延脑呼吸中枢、血管运动中枢及脊髓反射中枢具有兴奋作用，所以对于川芎的使用，还是要在医师的指导下进行，不能够盲目使用。抗放射功效：川芎中含有水溶性粗制剂，有抗放射的功效与作用。

【材料】川芎9g，鸡蛋2个。

【做法】鸡蛋、川芎加水一起煮熟后，鸡蛋去壳再放入汤内，文火煮5分钟调味服用。

【用法】每周食用2～3次。

黑豆川芎粥

【材料】川芎6g，黑豆20g，粳米50g，红糖适量。

【做法】川芎用纱布包裹，和黑豆、粳米一起水煎煮熟，加适量红糖。

【用法】每周食用2～3次，温服。

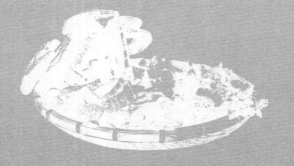

参考文献

【1】张欣.先秦饮食审美研究【D】.南开大学，2010.

【2】高日阳.中医药膳理论及其进展研究【D】.广州中医药大学，2007.

【3】徐煌钰，孙灵芝，周立群.先秦两汉药膳简史【J】.中医学报，2020，35（05）：1120–1125.DOI：10.16368/j.issn.1674-8999.2020.05.250.

【4】郜丽萍.宋以前食养食疗的研究【D】.中国中医科学院，2007.

【5】柴波.秦汉饮食文化【D】.西北大学，2001.

【6】赵敏.魏晋至唐宋道教饮食养生思想探析【D】.山东大学，2006.

【7】李学，孙雯.魏晋南北朝民族融合背景下的食养文化【J】.兰台世界，2014（36）：35–36.DOI：10.16565/j.cnki.1006-7744.2014.36.003.

【8】李瑶.晋唐时期中医美容方剂的历史考察【D】.中国中医科学院，2009.

【9】高鹏飞，方向明，孙朗.宋代药膳方剂特色探析【J】.环球中医药，2022，15（04）：618–621.

【10】李翊菲，孙晓生.《太平圣惠方》“食治论”卷中医养生学思想解读【J】.广州中医药大学学报，2014，31（06）：1016–1018.DOI：10.13359/j.cnki.gzxbtcm.2014.06.038.

【11】孟玺，王振国，杨金萍.《圣济总录·食治门》所涉病证及编次特点分析【J】.中华中医药杂志，2021，36（03）：1318–1321.

【12】任宇航.《饮膳正要》补益食疗方研究【D】.成都中医药大学，2021.DOI：10.26988/d.cnki.gcdzu.2021.000148.

【13】代民涛，柴可夫.明清时期食疗特点探要【C】//.2014年中华中医药学会药膳分会年会论文集.【出版者不详】，2014：134–136.

【14】徐栩，朱橚.《救荒本草》中的科学思想探析【D】.郑州大学，2003.

【15】邓小英.《本草纲目》食疗初探【J】.时珍国医国药，2000（06）：526–527.

【16】金泰愍.明清四部《食鉴本草》的研究【D】.南京中医药大学，2014.

【17】陈天杭，嵇冰，王孟英.《随息居饮食谱·毛羽篇》食疗特色简析【J】.浙江中医药大学学报，2022，46（02）：152–156. DOI：10.16466/j.issn1005–5509.2022.02.008.

【18】季晓明.《老老恒言》养生思想研究【D】.中国中医科学院，2010.

【19】白华，陈静，赵凯.浅谈我国药膳的现状及发展对策【J】.广东化工，2020，47（01）：98-99.

【20】周希瑜，凌伯勋.中国药膳的渊源、现状与思考【J】.岳阳职业技术学院学报，2011，26（06）：65-68.DOI：10.13947/j.cnki.yyzyxb.2011.06.012.

【21】位亚丽.中药配伍禁忌理论文献研究【D】.中国中医科学院，2013.

【22】范文昌，梅全喜.四季药膳养生【J】.亚太传统医药，2017，13（04）：60-61.

【23】黄秋云，华碧春，宋纬文.福建中医药膳食疗学科发展研究报告【J】.海峡科学，2013（01）：98-107.

【24】陈昱良，任志颖，刘茉，韩雪，王彤，王媛媛，甘秀伦，崔向清.云南双柏彝族食疗文化初探【J】.中国民间疗法，2021，29（24）：30-32.DOI：10.19621/j.cnki.11-3555/r.2021.2411.

【25】范文昌，葛虹，车明月.广东药膳调查统计与分析【J】.亚太传统医药，2014，10（06）：2-4.

【26】丁金龙，郭姣，朴胜华，胡旭光.岭南药膳文化及产业发展杂谈【J】.广东科技，2008（13）：97-100.

【27】徐明珍，刘玉，刘新辉，黄艳琼，吴海滨.岭南地区药膳文化及产业化发展研究【J】.医学食疗与健康，2020，18（08）：

29+31.

【28】赵金媛，潘华峰，叶晓宪，林钟宇，王正.试论岭南地区中医食疗文化特点【J】.山西中医，2017，33（06）：1-2+35.

【29】何承殷.基于岭南地区文献研究探讨妇科常见病的食疗方法与规律【D】.广州中医药大学，2017.

【30】陈虹.晋唐时期岭南医家医著及医药文献整理研究【D】.广州中医药大学，2008.

【31】詹若挺，刘军民，陈立凯，韩正洲，卢扬扬，陈维东，陈蔚文.广东省中药资源区划及栽培类药材的生产规划【J】.广州中医药大学学报，2021，38（06）：1298-1304.DOI：10.13359/j.cnki.gzxbtcm.2021.06.038.

【32】石文林.民国以前岭南中医养生文献整理研究【D】.广州中医药大学，2021.DOI：10.27044/d.cnki.ggzzu.2021.000227.

【33】肖太国，王凤芹.《抱朴子内篇》的养生保健理论【J】.湖南中医药大学学报，2008，28（06）：16-17+52.

【34】陆艳，陈怀松.《抱朴子内篇》养生思想与方术探讨【J】.黄山学院学报，2009，11（02）：53-56.

【35】吴静.《肘后备急方》的食疗特色【J】.国医论坛，2008（04）：16-17.

【36】杨家茂.《岭南卫生方》学术思想和贡献【J】.广州中医药大学学报，2007（02）：165-167.

【37】祁银德.《生草药性备要》价值评说和学术特色考察

【J】.环球中医药，2017，10（02）：205-208.

【38】周劲松.从《生草药性备要》看岭南药用植物资源与特色【J】.中药材，2016，39（02）：434-437.DOI：10.13863/j.issn1001-4454.2016.02.050.

【39】廖春红.何克谏《增补食物本草备考》之研究【D】.广州中医药大学，2013.

【40】廖春红，郑洪.何克谏《增补食物本草备考》的岭南食疗特色【J】.广州中医药大学学报，2012，29（04）：478-480.DOI：10.13359/j.cnki.gzxbtcm.2012.04.008.

【41】王丽英.道教与岭南饮食文化【J】.中国宗教，2005（12）：34-36.

【42】赵金媛，潘华峰，叶晓宪，林钟宇，王正.试论岭南地区中医食疗文化特点【J】.山西中医，2017，33（06）：1-2+35.

【43】袁天慧，冼绍祥，杨忠奇，常少琼，汪朝晖，李小兵.岭南中医药文化与养生保健【J】.中医杂志，2013，54（03）：266-268.DOI：10.13288/j.11-2166/r.2013.03.023.

【44】丁金龙，郭姣，朴胜华，胡旭光.岭南药膳文化及产业发展杂谈【J】.广东科技，2008（13）：97-100.

【45】卓少华，丘远聪，郑俊德.岭南地区养生药膳毒性药材的分析【J】.医学食疗与健康，2019（12）：23-24.

【46】何承殷.基于岭南地区文献研究探讨妇科常见病的食疗方法与规律【D】.广州中医药大学，2017.

【47】查保国，谭桂云，曾岚，沈瑞扬，张艺，沈坚华.独具岭南文化特色的中医药膳在男科中的运用【J】.中医药临床杂志，2019，31（02）：267-270.DOI：10.16448/j.cjtcm.2019.0079.

【48】马晓峰.中医体质学术发展史及中西医学体质学说比较研究【D】.北京中医药大学，2008.

【49】王珏.《黄帝内经》体质养生思想的研究及其对后世的影响【D】.南京中医药大学，2017.

【50】龚勇军.中医辨体养生原则研究【D】.南京中医药大学，2010.

【51】范文昌，梅全喜.辨体质药膳养生【J】.亚太传统医药，2017，13（03）：43-45.

【52】杨睿，李萍，文小平，张伟，陈华，齐佳龙.中医9种体质药膳的用药规律探析【J】.中医药导报，2019，25（11）：38-41+58.DOI：10.13862/j.cnki.cn43-1446/r.2019.11.011.

【53】刘阳.中医瘀血体质的养生研究【D】.湖南中医药大学，2018.

【54】陈嫱如.血虚体质与女性养生保健【D】.山东中医药大学，2012.

【55】朱杰.阳虚体质养生方案研究【D】.南京中医药大学，2011.

【56】章莹，王飞，骆文斌，任青，刘志彬.阴虚体质养生保健研究【J】.中国临床研究，2016，29（02）：260-261+265.DOI：

10.13429/j.cnki.cjcr.2016.02.034.

【57】骆文斌，徐建云.痰湿体质养生保健研究【J】.中国临床研究，2014，27（10）：1279-1281.DOI：10.13429/j.cnki.cjcr.2014.10.047.

【58】童海涛，陈常莲，艾志福.气郁质抑郁症的养生防治思想探讨【J】.江西中医药，2020，51（06）：12-14.

【59】杨睿，李萍，文小平，张伟，陈华，齐佳龙.中医9种体质药膳的用药规律探析【J】.中医药导报，2019，25（11）：38-41+58.DOI：10.13862/j.cnki.cn43-1446/r.2019.11.011.

【60】范文昌，梅全喜.辨体质药膳养生【J】.亚太传统医药，2017，13（03）：43-45.

【61】乔帅.基于九种体质的中医古籍药膳分类探索及数据库建设【D】.河南中医学院，2015.

【62】徐莉，杨萍.药膳在疗养保健中的应用【J】.中国疗养医学，2012，21（07）：595-596.DOI：10.13517/j.cnki.ccm.2012.07.016.